腰痛 肩こり 膝関節痛……

慢性痛を治したければ歯科に行きなさい

藤

SHIRO FUJII

幻冬舎MC

はじめに

肩が痛い、膝が痛い、腰が痛い……。多くの現代人が、体のあちこちに「痛み」を抱えています。

厚生労働省によれば、膝や腰に慢性の痛みがある人は全国に１８４０万人（「慢性の痛み政策研究事業」報告書、２０１７年）。膝と腰だけでもこれだけの人がいるのですから、それ以外の痛みも含めると、相当な数の人が慢性的な痛みに悩んでいると考えられます。

厄介なことに、こうした慢性痛の多くが原因不明で、有効な対処法がいまだに確立されていません。そのため、医療の進歩により多くの病気やけがが治るようになっても、慢性痛で苦しむ人の数は一向に減らないのです。

レントゲンやＭＲＩなどさまざまな医療機器を駆使して検査をしても痛みの原因を特定できず、医療機関では湿布や痛み止めを処方されるばかりで、完治は困難です。ヒアルロン酸を関節に注射することもよく行われますが、これも対症療法です。また、整体院や鍼灸院ではマッサージ、鍼、電気治療、ストレッチといった治療をするのが一般的ですが、それで一時的に痛みが軽減されることはあっても、完治することは少ないのです。その結果、多くの人がさまざまな病院や整体院などを渡り歩く、健康食品に飛びつくという状況に陥っています。このような痛みに効くというサプリメントのコマーシャルはテレビショッピングの定番です。中には宗教に救いを求める人もいます。

そんな中、私の歯科治療によって、８００人もの患者さんが長年の慢性痛から解放され、快適な毎日を過ごすことができています。

始まりは、ある患者さんの歯科治療でした。噛み合わせ改善のために義歯を入れ替えた途端に、長年苦しんでいた持病の腰痛が劇的に改善したのです。

以前から私は「歯は全身とつながっている」と考えていましたが、この患者さんとの出会いがきっかけで、「歯科治療」と「全身の痛み」の関係について本格的に研究をスタートさせました。そして私の長年の研究結果と治療経験から言えるのは、慢性痛の原因の多くは患部から離れているということです。

例えば、虫歯や歯周病の治療、歯の詰め物の入れ替え、噛み合わせの改善といった歯科治療をすることで、簡単に慢性痛が治ることがある——。そこには口とつながる脳神経の一つ、「三叉神経」が大いに関係しています。

三叉神経は12対ある脳神経の中でも圧倒的に太く、多くの信号を脳へ送っています。そのため、三叉神経に有害な刺激が伝わると脳機能に障害が生じ、痛みが長期間にわたって続きます。ですから、口の中で生じる有害な刺激を除去することができれば、脳機能が回復し、慢性痛が嘘のように消えると考えています。

複数の整形外科やペインクリニックに通っても改善しなかった腰痛、肩こり、膝関節痛などが、たった一度の歯科治療で治ってしまうケースを数多く経験しています。慢性関節リウマチや変形性関節症と診断され、「一生付き合っていきましょう」と宣告されていた人でも、実は原因が歯にあり、歯科治療だけで長年の痛みが消えた——ということも珍しくありません。

そこで本書では、私が数多くの症例に取り組む中で確立した、歯・脳・全身の密接な関係を活用した慢性痛治療について紹介していきます。つらく苦しい慢性痛に悩んでいる多くの人にとって、この一冊が救いとなれば、著者として望外の喜びです。

腰痛、肩こり、膝関節痛……慢性痛を治したければ歯科に行きなさい　目次

［第2章］　痛みを消すカギは「口の中」にあった！

知られざる口腔内と全身の関係

［第3章］　歯科治療を施すことで、慢性的な「痛み」が劇的に改善！

正しい刺激を脳に与えれば、「痛み」は消える

［第1章］

整体、鍼灸、鎮痛剤服用……「腰痛、肩こり、膝関節痛……」何をやっても治らない現実

慢性的な痛みに苦しみながら生活する現代人

いつまでも治らない慢性的な痛みに苦しむ人は大勢います。厚生労働省が２０１６年に行った国民生活基礎調査の結果を見ても、自覚する症状の上位には、「腰痛」「肩こり」「関節の痛み」「頭痛」がランクされており、痛みを感じながら日常生活を送っている人がいかに多いかが分かります。

ところが通院のデータを見ると、腰痛がかろうじて5位に入っているのが現状です。病院での治療が奏功していない証拠ではないでしょうか。

痛みが日常生活にもたらす影響として、ファイザー製薬が行った調査では「やる気が起きない、集中できない」と回答した人は8割を超えています。あるいは6割以上の人が「長く続く痛みがあることで、仕事、学校生活、家事などで十分な活動ができない」と回答しています。つまり痛みがあると、生活の質が落ちるだけでなく、経済的にも損失となることは明らかです。

［図表１］ 慢性痛がある人の自覚症状の割合

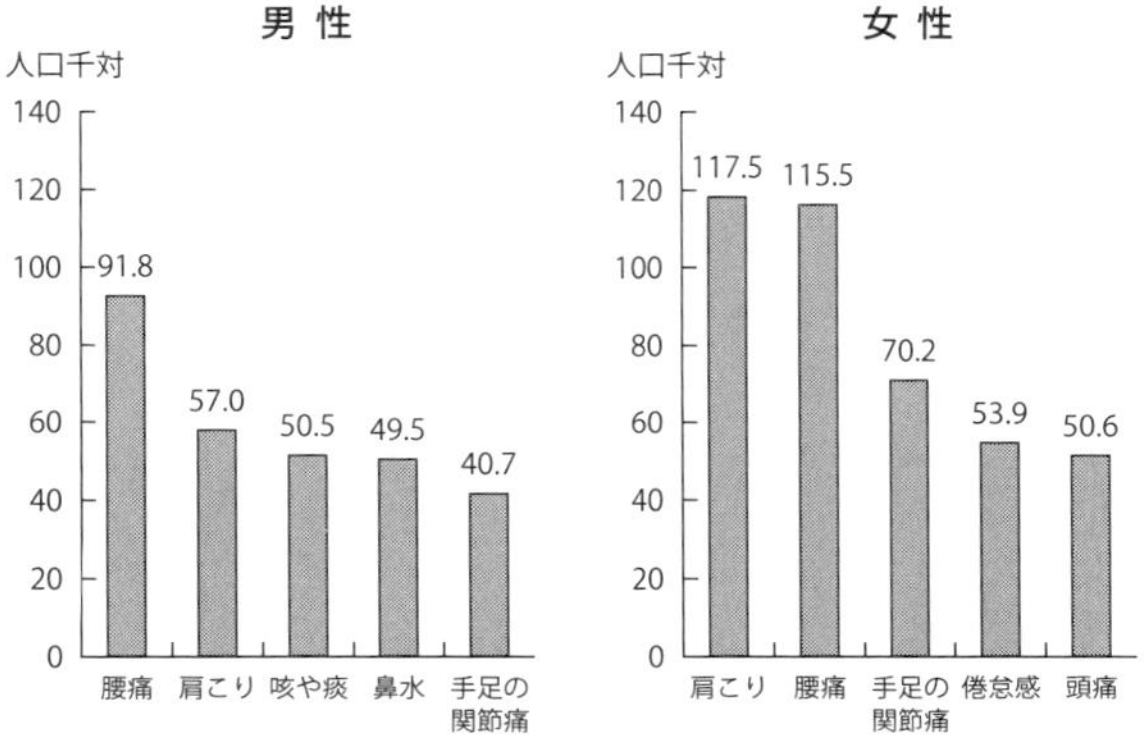

［図表２］ 疾病別にみる通院している人の割合

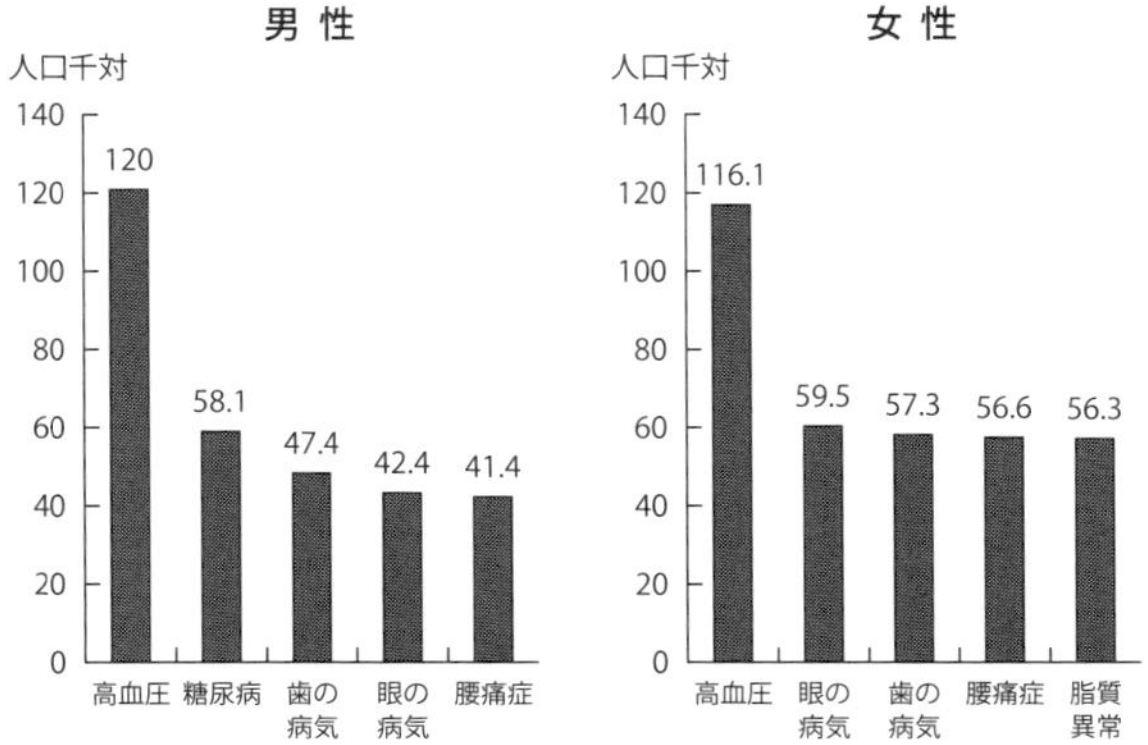

出典：厚生労働省「国民生活基礎調査（2016年）」より作成

一口に「痛み」といっても、その要因や種類はさまざま

そもそも「痛み」とは何なのか——。けがのように原因がはっきりとしている痛みがある一方、何が原因で起こっているのか分かりづらい痛みもあります。

しかし実際は、発生要因によって「痛み」は大きく三つに分けることができます。

一つ目は、生命維持のための痛みです。けがや病気で体のどこかが損傷を受けると、それを修復し、これ以上の危険を避けようと急激な痛みが生じます。こうした痛みは「侵害受容性疼痛《とうつう》」と呼ばれ、打撲や骨折、やけど、皮膚や筋肉の断裂などで発生します。

二つ目は、外見上の傷や障害が見当たらない痛みです。これは「神経障害性疼痛」と呼ばれ、神経の圧迫などにより神経が過敏に反応して、痛みを発生させるものです。坐骨神経痛や首の痛み、帯状疱疹《ほうしん》や糖尿病の合併症に伴う痛みやしびれ、手術後にいつまでも消えない痛みが、これに当たります。

そして三つ目は、心理的不安や負荷によって起こる「心因性疼痛」です。外傷や神経の圧迫など、物理的な原因がないのに発生する痛みといえます。登校拒否や会社でのプレッ

シャーなど、強いストレスによって発生する頭痛や腹痛などを指します。

また、痛みの感じ方も同じではありません。「痛い」という感覚には、ズキズキ、じわじわ、チクチクなど、さまざまな種類があります。痛みは、体のすみずみまで張り巡らされた神経から送られた信号が脳に伝わることで感じるのですが、その際、複数の神経を通ることで、痛みの感じ方が変わっていくのです。

例えば、針先で指を突いてしまったときには、一瞬チクリと強い痛みを感じます。この強い痛みは、太い神経を通って伝わったものです。神経は太いほど素早く強い痛みを送り、細い神経は伝えるスピードこそ遅いものの、長時間にわたって痛みを感じさせるという特徴を持っています。また、強い痛みは一点に集中するのに対し、弱い痛みは広範囲に感じる傾向があります。

投薬やリハビリは一時的に痛みを抑えることしかできない

このように、痛みの種類を整理してみると、慢性痛の正体が少し見えてきます。

［図表３］ 腰痛の原因

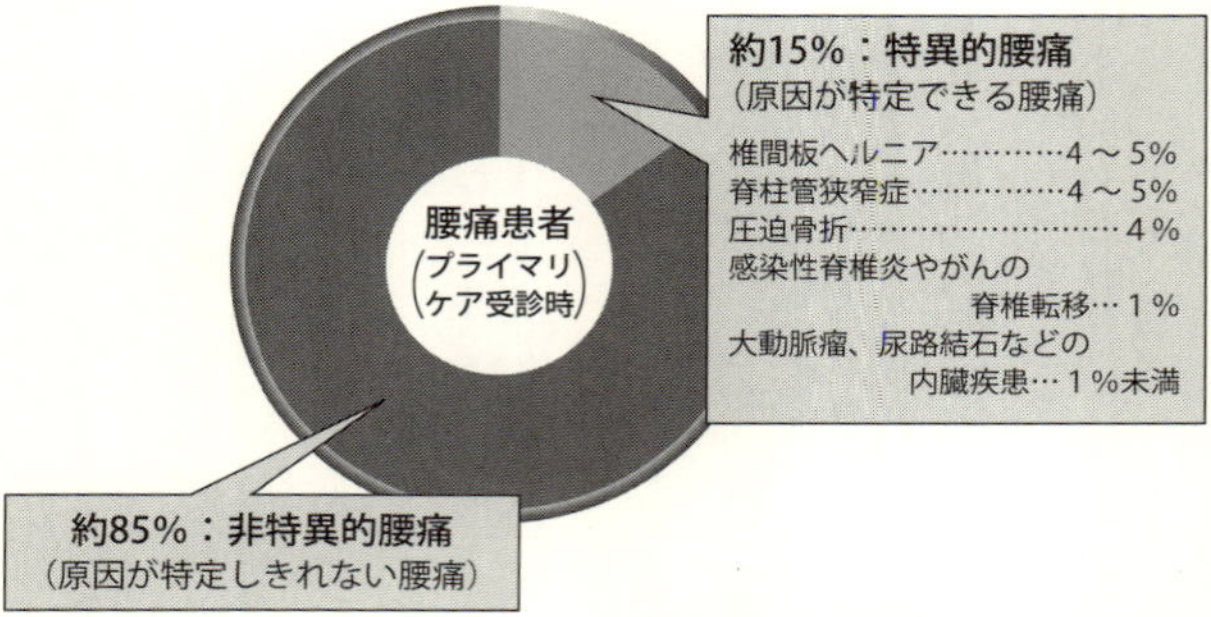

出典：厚生労働省「腰痛の原因」より作成

・外傷などが原因の痛みではない
・神経に障害が起きている可能性がある
・心の不安などが痛みを起こしている可能性がある
・細い神経線維が痛みを伝えている

つまり慢性痛は、現時点で体のどこかが感じている痛みではなく、細い神経線維が伝えているじわじわとした痛みが、消えることなく継続していると考えられます。またその原因は、神経に起きた障害もしくは心因性の可能性が高いのです。

ところが、肩こりや腰痛、関節痛などは筋肉や骨に原因があると考えている人が多く、そうした人たちは整形外科や鍼灸院、整骨院などで治療を受けようとします。

例えば整形外科なら、触診やレントゲン撮影、ＭＲＩなどの検査で痛みの原因を探りますが、長引く痛みを訴える人の場合、明らかな損傷が見つからないケースがほとんどです。図表３は厚生労働省が発表した、腰痛患者の痛みの原因を調査したものですが、実に85％が原因を特定できていません。

また鍼灸院や整骨院では、血流の改善を促す治療や電気治療、ストレッチなどの理学療法を試されることもあります。これにより一時的に痛みが緩和されるケースも見られますが、多くの場合、その効果は長続きしません。

結局、痛みを完全に取り除くことはできず、これらの治療によって、だましだまし生活を続けざるを得ないわけです。

投薬やリハビリで痛みが解消できない場合「神経ブロック療法」と呼ばれる治療が行われることがあります。これは神経やその周辺に局所麻酔薬を注射し、痛みの伝わりを遮断する方法ですが、根治に至らないことが多いです。

痛みの治療法が確立できないのは、原因を見誤っているから

原因が分からず、各種の治療で効果が不十分となれば、結局は長引く痛みに耐えながら、生活を続けるほかありません。

AIが発達し、ロボットによる手術が開発され、iPS細胞が作られるなど、医療の世界は日々進歩を続けているというのに、痛みの治療は遅々として進んでいません。

なぜ痛みについて、画期的な治療法が見つからないのか――。その理由は、西洋医学の考え方にあります。西洋医学では痛みの原因を探ろうとするとき、痛みが表出している部位に原因があると信じ、その部分をレントゲンやMRIなどで精密検査します。

例えば神経が圧迫されて痛むのであれば、手術によって圧迫している骨を削ったり、痛みを発する神経を遮断したりして痛みを取り除くのです。

しかしこれでは「真の原因」を追究していることにはなりません。

すでに述べたとおり、多くの慢性痛の原因は痛む場所にはないのです。

本来痛みは、体からのSOSに他なりません。今抱えている慢性痛も、必ず体のどこか

が悲鳴を上げているサインなのです。レントゲンやＭＲＩで原因が見つけられないのだとすれば、今痛んでいる場所以外のどこかで、何らかの炎症や痛みを起こす刺激が起きているはずなのです。

歯から全身の痛みを治すという新たな視点

私が大学で学んだ歯科治療も同様です。細菌によって歯の表面が溶け（脱灰）、神経が刺激されることで痛みが発生するため、表面の細菌を取り除き、削れた歯の表面を復元することで痛みを取り除きます。あるいは噛み合わせ調整では、歯の高さを調節し、１カ所に負荷がかかることを避け、虫歯や歯周病、歯の劣化を防ぎます。

ところが歯の治療によって、歯以外の場所の痛みがなくなった！　という患者さんの声を度々聞くようになりました（逆もあります）。特に腰痛や関節痛、頭痛がなくなったという患者さんが驚くほど多く、全身の痛みと歯科治療に大きな関連性があることは間違いないと確信したのです。

そこで私は全身の痛みと歯、および口腔環境の関係性について、独自に研究を開始しました。研究といっても大がかりな機械や研究室を使ったものではありません。およそ30年にわたって、治療と検証を続けてきました。中には認知症やパーキンソン病といった脳の病気による症状が軽減したケースもありました。痛みに関しては、これまで800人を超える患者さんの痛みを取り除くことに成功しています。

私のクリニックで行われる診断と治療は、一般的な歯科治療とは一線を画すものです。痛みは体からのSOSだと前述しましたが、そのサインがどこから発せられているのかを、的確に診断できるかどうかが治療の要となります。さらに、まだ痛みが表出していなくても「これから痛む場所」や「今後、発症する病気」を予測し、痛みや病気の発症を事前に抑えることも可能なのです。

近年、噛み合わせが悪いと骨格や筋肉にゆがみが生じたり、歯周病など口腔環境の悪化が全身に悪影響を及ぼしたりと注目されていますが、歯と全身がつながっているのは明白なのです。

では、「何が」「どう」つながっているのか――。

私は長年の研究の中で、ようやくその答えにたどり着くことができました。それは「神経」がカギを握っているという点です。歯や口の周辺に集まる神経が、全身の痛みと大きく関係している点に気づいたのです。

これまでの歯科治療に「神経への刺激」という新たな視点を加えることで、全身の痛みのコントロールや、全身疾患の予測が可能となったのです。

この治療法に対して、少なからず否定する人もいます。特に日本人は「目に見える原因」を探し、「科学的証明がなされていない治療」を否定する医師や研究者が多く、患者側も近代西洋医学しか信じないという傾向が強いようです。

しかし今や世界では、この診断方法と治療法が認知されつつあるのです。

私は近年、ロンドン、エジンバラやサンフランシスコなどで開催される国際学会での基調講演や大会会長、2018年には学問の最高峰といわれるオックスフォード大学での学会に招聘《しょうへい》され、講演をしてきました。

これまで長年検証し続けてきた結果、確立してきた私の治療法について、次章では実例を挙げながら具体的に紹介していきます。

サンフランシスコ学会にて

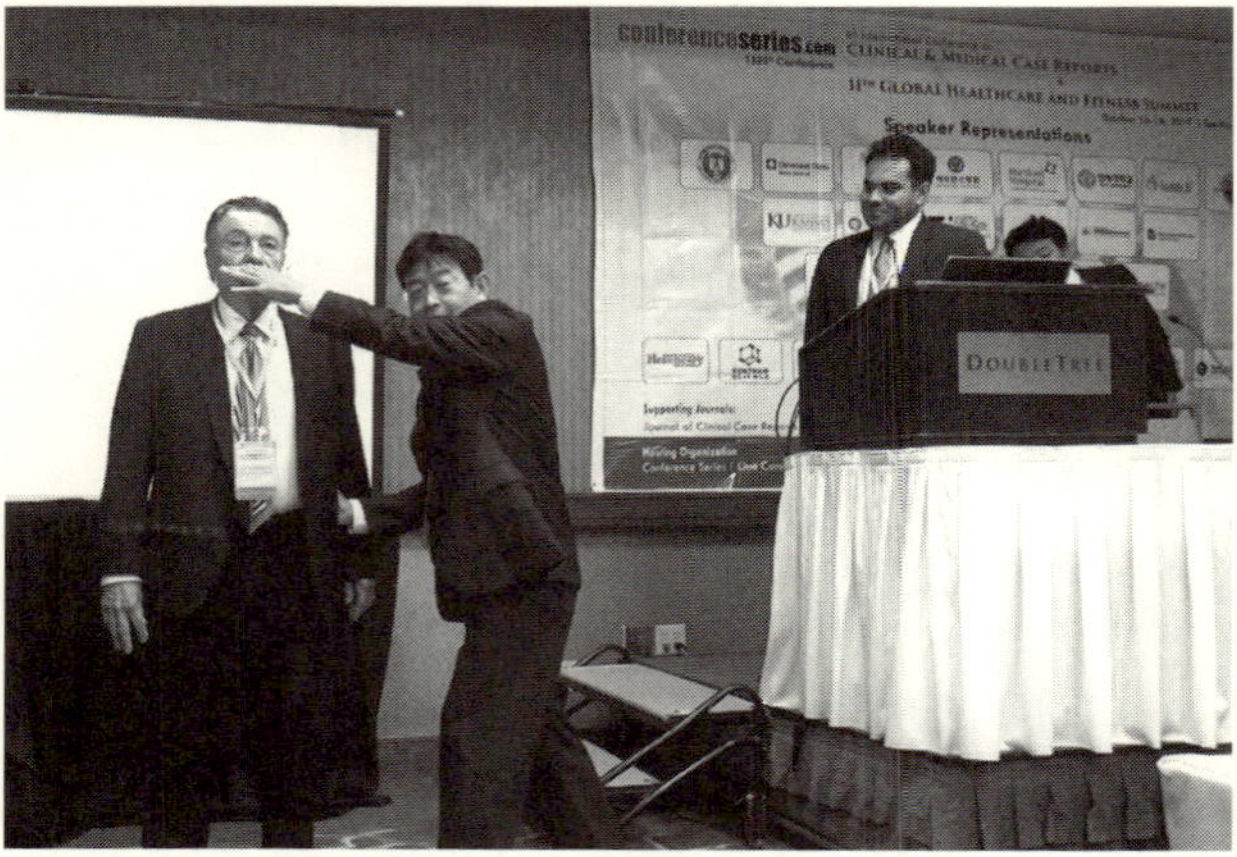
conferenceseries.com
CLINICAL & MEDICAL CASE REPORTS
GLOBAL HEALTHCARE AND FITNESS SUMMIT
Speaker Representations
Supporting Journals:

エジンバラの基調講演にて

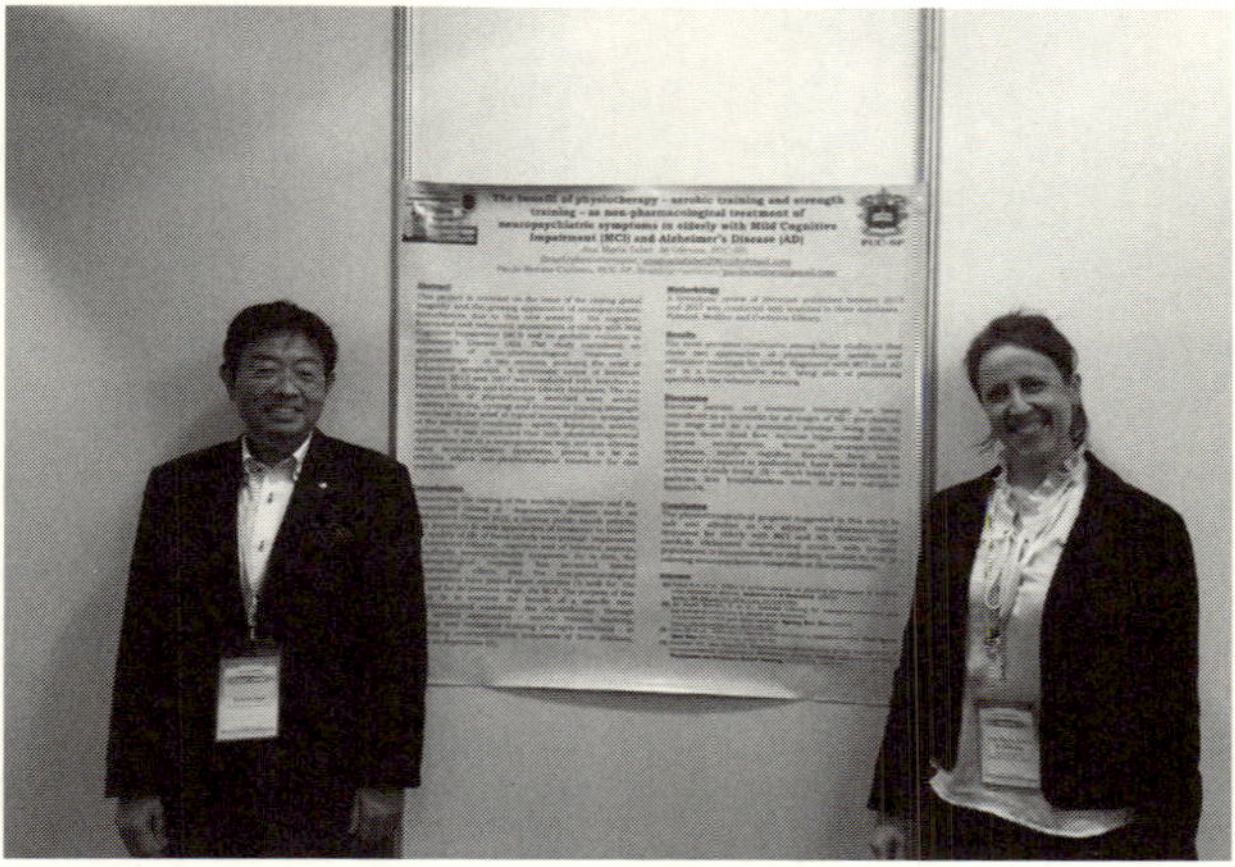
The benefit of physiotherapy – aerobic training and strength training – as non-pharmacological treatment of neuropsychiatric symptoms in elderly with Mild Cognitive Impairment (MCI) and Alzheimer's Disease (AD)

★医療ライターがレポート！　目からウロコの慢性痛治療①

持病の腰痛が治る!?　そんなことは絶対に信じない

幻冬舎のY編集者から電話が来たのは、クリスマス間近の寒い季節だった。冷える時期は、持病の腰痛が激しくなり仕事が手に付かない。原稿の督促に違いないと、げんなりした気分でスマホを手に取った。

「Kさん、今、腰痛い？　びっくりするような先生がいるのだけど、治療を受けてみませんか？」

予想を覆すテンションの高いY編集者の声。私が腰痛に苦しむ姿を何度も目にしている彼女は、とてもうれしそうに藤井先生の歯科治療について話し始めた。歯を触るだけで腰痛が楽になるとか、認知症が改善するとか、まともとは思えない症例の話ばかり。

私は医療ライターだ。

エビデンスのない治療になど興味はない。ましてや数年腰痛に苦しみ、さまざまな治療を経験してきた私に「治る」などという言葉を使うなんてどうかしている。これはフィクションを書かせようとしているに違いない。

「最初に言っておくけど、私は正直者。嘘は書けない」

私は、はっきりきっぱり言ってみた。

ところが……

「そう、その言葉を待っていました。本当のことだけ書いてください。それが藤井先生の望みですから」

こうして丸め込まれるように、私は慢性痛治療の実験台となったのだ。

もちろんこの段階では「絶対に腰痛は治らない！」と確信していたのだが。

腰痛から右半身のしびれ、足の先の感覚異常も発症中

私の腰痛の歴史を少し話しておきたいと思う。

現在、年齢は50歳を超えている。腰痛を発症したのは15年ほど前のこと。

最初は右のふくらはぎに、冷たい風が当たるのを感じるところから始まった。風は吹い

ていないし、クーラーもかかっていない。誰かがうちわであおいでいるわけでもない。だがしかし、確実に冷たい風がふくらはぎに当たるのだ。

すぐさま頭に浮かんだのは「下肢閉塞性動脈硬化症」だった。動脈硬化によって、下肢に酸素や栄養が流れなくなり、やがて壊死を起こす怖い病気。慌てて内科を受診したが、動脈硬化の所見は一切なく、整形外科へ相談するように言われた。だが、冷感だけで整形外科にかかるのもどうかと、結局受診はせず、そのまま様子を見ることにした。

それから3カ月ほど経過した頃、腰痛は突然やってきた。体を少し動かすだけで、一番下の腰椎近辺、お尻のすぐ上のあたりに、ピキーンと電気が走る。整形外科での診断は、椎間板が薄くなり、腰椎の隙間が狭くなっている。ヘルニアにはなっていないが、神経を圧迫している可能性はある。ふくらはぎの冷感も症状の一つ。手術は不要だと言う。

初期治療は強い痛みを取ることだと、鎮痛剤と胃薬を処方された。しかしまったく効かない。頭痛のときにはピタッと痛みを消し去ってくれる鎮痛剤なのに、少しも楽にならない。1週間後に鎮痛剤が変更され、座薬も処方されたが効果なし。結局は、神経ブロック注射を行うことになった。以前ペインクリニックの医師から、神経ブロック注射は効かない人もいるし、効果は期限付きだと聞いたことがあった。それでも今の痛みが続けば、仕事も家事もままならない。

実際の神経ブロック注射は、痛かった。本当に痛かった。「グエッ」と奇妙な叫び声を上げた自分がとても恥ずかしかった。そうまでして受けた治療だったが、痛みが和らいだのはわずかな期間であった。1カ月もすると激痛ではなく、鈍痛が不定期に現れるようになった。痛む範囲は以前の腰の位置ではなく、右側の下半身全体に広がっていった。ずっと拳で叩いていたいような重苦しい痛みが、お尻の右側、太ももの裏、ふくらはぎ、足先へと続く。さらに数カ月後には右手にもしびれが出始めた。

それから15年近く、整体、接骨院、鍼灸院、マッサージ、ヨガ、ピラティス、ストレッチ教室など、「腰痛治療」を掲げる治療院や運動系の教室を次々と渡り歩いた。中には気合いで治すとか、水を飲むだけで治るとか、非常に不思議な治療にも出くわした。しかし、どれも私の慢性化した腰痛を改善することはなく、最近は、右足の感覚が鈍ってきている。スリッパやサンダルが脱げやすくなり、マッサージなどで触られても右の下半身は感触があまりない。さらに腰痛が起因しているのか、年齢のせいなのか、他にも肩こり、首が回りにくい、腕が上がらないなど、痛いところだらけの状態である。

講演会で初めて見た治療。でも信じられない……

Y編集者からの最初の指令は、藤井先生が講師を務める「噛み合わせと全身との関連を考える会」の講演会を聞きに行くことであった。先生には私が実験台になることは伏せてある。こっそり、敵陣偵察を行うのだ。

講演会には藤井先生のお弟子さんをはじめ、歯科医だけでなく、多種の治療家が集まり、熱気を帯びていた。噛み合わせを整え、正しい歯科治療が行われることで、腰痛や肩こりが改善し、パーキンソン病や認知症の人の症状が改善された事例を先生がたんたんと話す。ところどころ映像も紹介され、海外の学会で藤井先生が治療のデモンストレーションを行い、拍手喝采を浴びているシーンもあった。ちなみに日本の学会で拍手を浴びることはないとのこと。初めて先生の治療を目にした私には超能力としか考えられない。

次に、この場で治療の実践を行うと言う。聴衆の中から慢性痛を持つ人が登壇し、先生の治療を直接受けるのだ。とはいえ、ここに治療用の設備はない。先生が取り出したのは、歯を削るドリルのような機械だった。

最初に治療を受けるのは、肩と首に痛みがあるという30代くらいの女性である。直立した彼女に、先生は前屈をさせた。床から5センチほど隙間のあいたところまで、手が伸びる。その後、開いた口にドリルを入れスイッチを押した。静まり返った会場に、モーター音が鳴り響く。

「いいですよ。もう一度、前屈してみて」

先生の言葉で女性が前屈をすると、手のひらがべったりと床に着いている。さらに首や肩が軽くなったと、その女性は証言したのだ。

いったい何をしたのだろうか。実はこのとき、ドリルで歯は触っていなかった。その代わり先生は、手袋をした指で彼女の口の中の粘膜に、刺激を与えていたのだ。たったそれだけのことで痛みが消滅し、前屈ができるようになった。

その後も数人が実験台となったが、全員が何らかの痛みや違和感が改善したと述べた。

これは治療なのか？　それとも宗教的なものなのか？

「今の治療は一時的なものです。数時間から数日経てば痛みは戻ってくるでしょう。本格的に治療するなら、やはり治療室でないとね」

藤井先生はそう言うと、ニッコリと笑った。

真相がまったくつかめないまま講演会は終了した。寒空の下、自分自身の右下半身に「ずん」とした痛みが走るのを感じながら帰路に就いた。頭の中では、藤井先生の摩訶不思議な治療を探ってみたいと、好奇心が動き出していた。

［第2章］

痛みを消すカギは「口の中」にあった！知られざる口腔内と全身の関係

良くも悪くも、全身はつながっている

ヒトの体はつながっています。

ですから、体のどこかに何らかの刺激があったとき、その影響は体の別の場所に及ぶことがあるのです。

例えばヒトは、成人で通常206個の骨から成り立っています。それぞれの骨は関節でつながり、靱帯や筋肉の収縮によって動いています。骨、関節、筋肉などがバランスよく構成されているからこそ、私たちは二足歩行の姿勢を維持できますし、体を思いどおりに動かすことができるのです。

ところがつながっているということは、どこか1カ所の骨や骨格筋が損傷を受けると、そこをかばうような姿勢を取ることになり、体の軸がずれ、損傷部以外のところに負担がかかるようになるのです。

内臓も骨も筋肉も、私たちの体はすべてがつながっているのです。そう考えると慢性痛は痛みを感じる場所だけでなく、どこか別の場所で起きている不具合が、影響していると

推測できるのです。

「口の中」は、全身への影響が大きい場所

ヒトの体の中でも他の部位へ影響を与えやすい場所、それが「口腔」です。口腔は、全身の健康と非常に強い結び付きがあります。

私はこの関係に学生時代から注目をしていました。このように書くと私が発見したように読み取られてしまうかもしれませんが、昔から「口の中と全身は、深い結びつきがある」といわれていました。

例えば、歯の噛み合わせを治すだけで、みるみる好成績を記録するスポーツ選手がいましたし、細菌や細菌の産生物質が口から肺へ移動したことで、命を落とす人もいました。そのような話を見聞きするたび、私の中で「口腔が健康であれば、全身の状態も良くなるのではないか」という考えが強まっていったのです。

口腔の病気が原因で、全身のさまざまな疾患が引き起こされる

それから30年近くが経ちましたが、その間にも「口腔の病気」と「全身の健康」の関係についてはさまざまな研究や報告が行われてきました。

「口腔の病気」と聞いて一番に思い出すのは「虫歯」ではないでしょうか。

虫歯は、ミュータンス菌等の虫歯菌が酸で歯を溶かす感染病です。放置しておくと感染が象牙質《ぞうげしつ》、さらには神経にまで進行します。

さらに、そのまま放置しておくと虫歯菌が神経から血液の中に入り込み、全身に巡っていきます。血液に乗って虫歯菌やその産生物質が肺や脳へ移動し、たどり着いた先で炎症を起こし、死に至ることもあります。

虫歯と同じくらい有名な病気に「歯周病」があります。歯周病は、細菌（歯周病菌）が歯茎に停滞し、歯周ポケットと呼ばれる歯と歯茎の隙間に入り込み、増殖することで引き起こされる病気です。

近年は「歯周病」と全身の健康が、非常に深い関係にあることが解明されてきました。

虫歯菌同様、全身に巡ってしまうことがあります。どのような疾患を生む可能性があるか、代表的なものを挙げてみましょう。

・心疾患

歯周病菌でできたプラークが心血管への血流を阻害すると、「心筋梗塞」「狭心症」「虚血性心疾患」などを発症する可能性があります。歯周病にかかっている人は、かかっていない人に比べて、心血管疾患の発症リスクが1・15～1・24倍も高いといわれています。

これまで動脈硬化が起きるのは、生活習慣やストレスなどが原因とされてきましたが、歯周病菌などの細菌も大きな原因の一つと考えられるようになりました。歯周病菌の刺激によって動脈硬化を発生させる物質が分泌され、血管内に脂肪性で粘度の高いプラークができ、血管を細くしたり、遮断したりしてしまうことが判明したのです。

・脳梗塞

脳の血管に歯周病菌がたどり着き、プラークなどによって脳血管が詰まると、酸素が行き渡らず脳の一部が壊死を起こす脳梗塞を発症します。命に危険が及ぶこともありますし、後遺症で体の一部や半身が麻痺することのある非常に怖い病気です。歯周病の人は、歯周病でない人に比べて、脳梗塞を起こすリスクが2・8倍にもなるといわれています。

・低体重児や早産など出産時のリスク

妊娠している女性が歯周病にかかると、血液から胎盤へ歯周病菌が流れ、胎児に感染することが分かってきました。胎児が歯周病菌に感染すると、低体重で生まれる可能性や早産を引き起こす可能性が高まります。

・慢性腎炎

腎臓病の中で最も患者数の多い「慢性腎炎」は、免疫反応の異常でタンパク尿や血尿が出る疾患です。腎炎の原因は、黄色ブドウ球菌や連鎖球菌と呼ばれる菌ですが、これらの多くは口に存在する菌でもあります。口腔に歯周菌が発生すると、別の菌と一緒になって血液内に入り込み、腎炎を引き起こす可能性があります。

・関節リウマチ

関節リウマチの人が歯周病になりやすいのは、100年以上前からいわれています。歯周病の治療で関節リウマチの症状が軽減された事例もあり、関連性が認められています。

・誤嚥《ごえん》性肺炎

食べ物や唾液が肺に入り、細菌によって炎症を起こすことを誤嚥性肺炎といいます。高齢者は飲み込む力が弱くなるため、誤嚥性肺炎を起こすことがよくあり、高齢者の死亡原因のトップでもあります。肺炎の元となった菌を調べてみると、多くの人に歯周病菌が含まれていることが分かっています。また口腔の歯周病菌の除去によって、肺炎の発症率が下がることも報告されています。その他糖尿病と歯周病との関連性も明らかになりつつあります。

「歯並び」と「噛み合わせ」は違う！　審美歯科、矯正歯科の落とし穴

口腔の状態と全身の強い結びつきは、虫歯や歯周病に限ったことではありません。「噛み合わせ」も、全身の不調に大きく起因しています。

噛み合わせと聞くと「歯並び」をイメージするかもしれませんが、見た目がきれいな歯並びでも、良い噛み合わせになっているとは限りません。

矯正で歯並びは良くなったのに、肩こり、腰痛、頭痛、顎関節症などに悩まされ、私のところに助けを求めにくるケースは後を絶ちません。

「歯」は食べるためだけにあるのではない

では正しい噛み合わせとは、どのような状態なのか。一般的には上下の歯がうまく噛み合って、食べ物をストレスなく噛み砕くことができればいいと考えられています。

しかし、噛み合わせで注目すべきは「食べること」だけではありません。

なぜなら「歯」には、「噛む」こと以外に「全身のバランスを保つ」という大切な役割

［図表４］ヒトの顎関節の動き

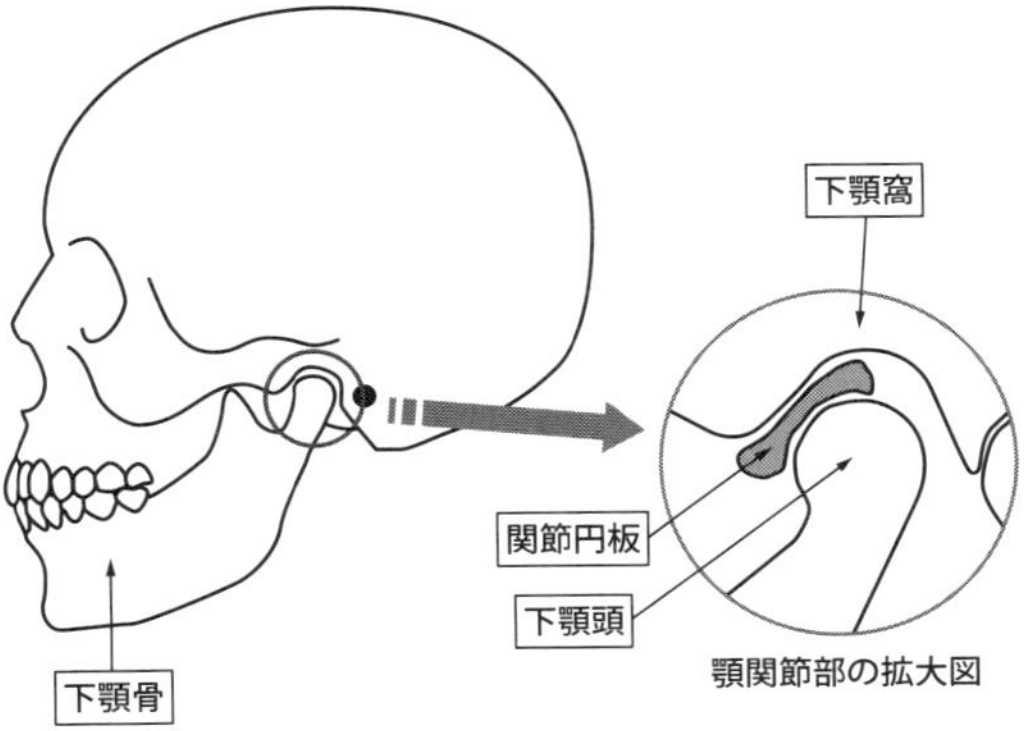

があるからです。

下顎は下顎骨《かがくこつ》と呼ばれる骨でできています（図表４参照）。下顎骨は頭蓋骨からぶら下がるように付いているため、頭の位置を動かすと一緒に体の中心線からずれるという特徴があります。

一度試してほしいのですが、仰向けや横向きで寝ると、下顎の位置が重力に引かれてずれるはずです。人間は生活の中でさまざまな姿勢を取りますが、姿勢が変わるたびに下顎の位置を変化させて全身のバランスを保っているのです。

歯の噛み合わせが悪いと下顎がずれてしまう

下顎の動きの決め手になるのが歯の噛み合わせです。私たちが口を開閉できるのは、耳の前あたりにある「下顎窩《かがくか》」と呼ばれる頭蓋骨のくぼみに、「下顎頭《かがくとう》」という下顎骨の先端部が入り込み、前後、上下にスライドするからです。口を少し開けるとき、下顎頭はくぼみで回転するだけですが、口を大きく開ける場合、下顎頭はくぼみから出て前方に滑るように移動します。

このように下顎骨は状況に応じてさまざまな動きをしていますが、下顎骨をスムーズに動かすには、口周辺の筋肉、口腔粘膜や下顎頭のクッション材をしている関節円板の状態が大きく影響します。

そして最も大きな影響を与えるのが、歯の噛み合わせです。虫歯や歯周病で正しく噛むことのできない歯がある、一部の歯に負担がかかり過ぎている、口の内側に歯が触れるなど、ちょっとした違和感があるだけで、下顎骨の動きが鈍くなってしまうのです。

下顎にずれが生まれると、食事や会話をする際に口周辺の筋肉に不自然な力が加わります。口を動かす筋肉は、首筋や胸の筋肉ともつながっていますから、無理な力が加われば、胸や背中にも痛みや疲労を感じるようになります。そして痛みのある部分をかばおうとさらに不自然な動きをすることで、やがて痛みの範囲は全身に広がっていくのです。

下顎のずれが口腔のバランスを乱す

噛み合わせや歯並びが悪くなると、口の中に適切な空間が確保できず、舌が行き場を失う恐れがあります。本来、舌は上の前歯のやや後ろにあるくぼみに触れているのが正しい位置なのですが、噛み合わせや歯並びが悪いと、その場所に舌をおくことができません。

舌が正しい位置におさまらず別の部分に触れていると、私たちは無意識のうちにその刺激を避けようと、下顎骨をずらしたり口を開けたりするようになりますが、こうした行動は体にゆがみを与えるだけでなく、口呼吸を誘発してしまいます。

口呼吸が多くなると、口腔内の乾燥や虫歯や歯周病のリスクが高まるほか、喉の炎症を引き起こし、抵抗力を低下させたりアトピーやぜんそくなどのアレルギー症状を引き起こしたりといったリスクも高まります。

また舌が喉の奥のほうにあると、気道が狭くなり呼吸が浅くなる原因にもなります。いびき、咽頭炎、睡眠時無呼吸症候群などを引き起こすほか、体が酸素不足になりがちです。自覚症状がなくても、呼吸が浅く、酸素が十分に取り込めていないと、脳機能が低下したり、体内に老廃物がたまったりしやすくなります。

簡単な理屈ですが、深い呼吸は新鮮な空気をたっぷり吸い込むため新陳代謝を促します。酸素がたっぷりあるので血流が良く、体のすみずみまで栄養や酸素が行き渡るのです。

下顎のずれを戻すため、筋肉や骨に負担がかかる

悪い噛み合わせは、筋肉だけでなく関節にも影響を与えて体のバランスを崩していきます。筋肉のバランスが崩れると体にゆがみが生じるため、顎から下の頸椎《けいつい》、胸椎《きょうつい》、肩甲骨《けんこうこつ》、腰椎、骨盤、股関節など全身に悪影響を及ぼします。

試しに鏡を見ながら、体が左右均等になるよう直立してみてください。もし窮屈な感じがあるようなら、噛み合わせに問題がある可能性は十分にあります。本来、直立したときには余分な力が入らないものですが、体にゆがみがあると、肩や背中、腰、膝など、体の

一部に負荷がかかり、痛みや違和感となって現れます。

首や肩のこり、腰痛、膝の痛みなど、筋肉や骨格周囲の痛みは、噛み合わせの悪さから起こる最も多い症状です。

ちょっとした違和感や痛みがあると、私たちは無意識のうちにそれらを回避するような行動を取ります。足を組む、片ひじをついて頬づえをつく、片足に重心を置いて立つ、いつも同じ腕でバッグを持つなど、癖だと思っていることも実は、噛み合わせからくる体の不調を少しでも和らげるためにとっている行動の可能性があります。

整形外科医や整体師が、姿勢を正すために「足を組んではいけない」「バッグは両腕で順番に持って」などと患者さんに指導することがありますが、本人にとってみれば、足を組むこと、いつも同じ側にバッグを持つことが楽であり自然なのです。

本当に患者さんの体を治すことを考えるなら、足を組まないほうが楽な体にバランスを整えなければいけません。そのためには必ず噛み合わせをチェックして、下顎骨にずれが生じていないかを確認する必要があるのです。

噛み合わせは、たとえ100分の1ミリほどのずれであったとしても、全身に影響を与

［図表５］ 左が正しい姿勢
右が噛み合わせに問題のある人の姿勢

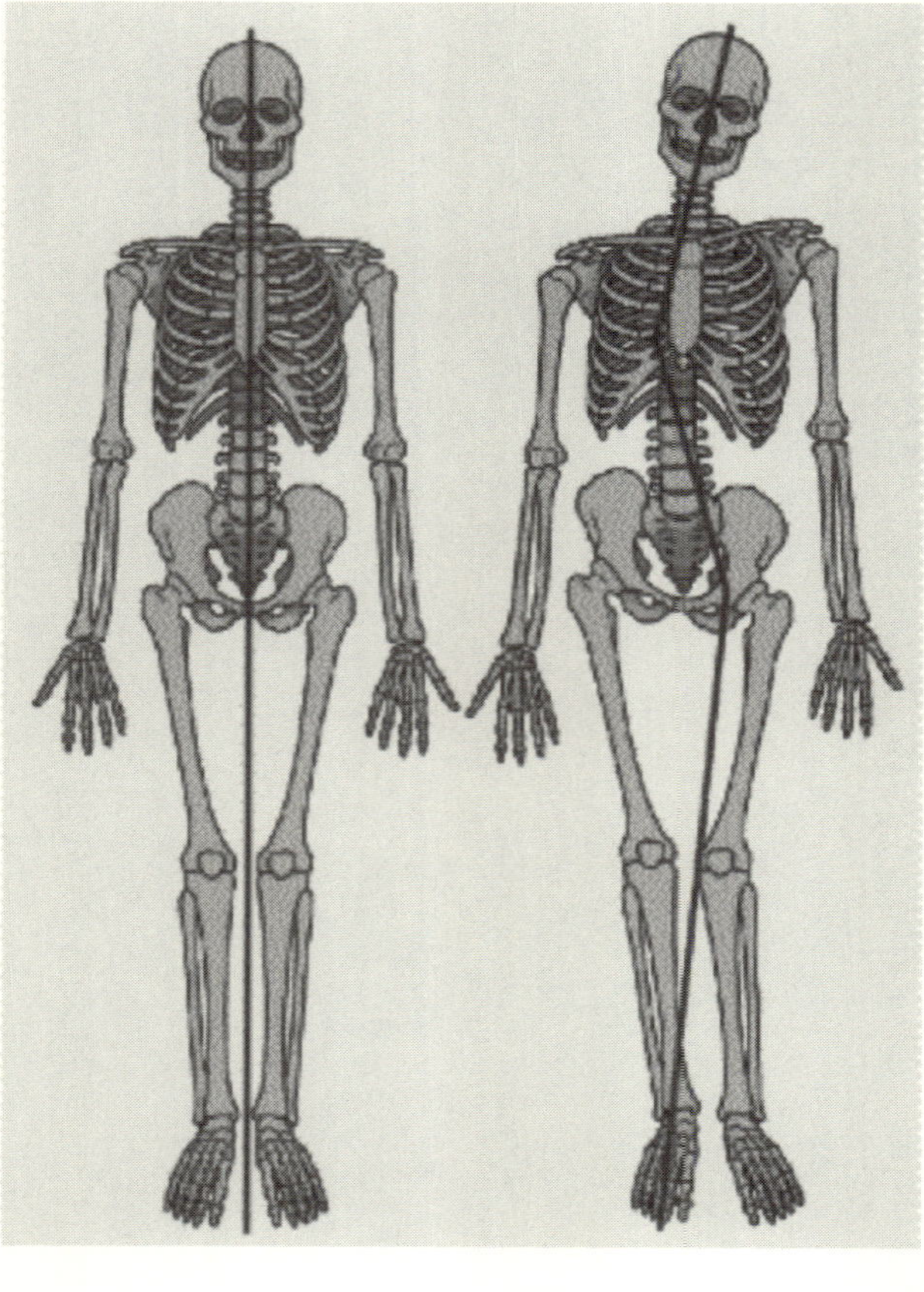

えかねない非常にデリケートなものです。ですから噛み合わせの悪い人は、図表5のイラストのように、肩や骨盤が左右で傾いたり、へそや首の位置が中心からずれたりといった特徴的な立ち方となる傾向にあります。

噛み合わせの悪さによって現れる全身の症状

・頭痛

頭痛は噛み合わせが原因になっていることがとても多い症状です。顎関節は頭蓋骨と接していますから、噛み合わせの影響が頭部に現れやすいのは当然です。下顎を運動させる筋肉の一部は頭蓋骨に付着しています。噛み合わせが悪いとこの筋肉が緊張し、頭痛として認識してしまいます（筋緊張性頭痛）。

・胃腸の機能低下

噛み合わせが悪く体がねじれていると、内臓が圧迫され、通常の位置に存在できなくなり、その働きに異常をきたすことがあります。また脊柱が異常に曲がると脊柱に沿って走行する自律神経機能に異常をきたし、内臓機能が低下すると考えられます。

噛み合わせが原因だと気づかないような、口から遠く離れた場所に不調が出ることもあります。

・へバーデン結節

例えば手の指の第一関節が変形するへバーデン結節は、いまだはっきりした原因が解明されていない病気ですが、私のクリニックでは、動かしづらくなっていたへバーデン結節患者の指が、噛み合わせの治療でうまく動くようになった事例があります。

その患者さんは下の奥歯を３本、金属のブリッジでがっちりと固めていました。数年前に他院で取り付けたとのことでしたが、私のクリニックでブリッジを外すと、その直後から小指が動くようになり、１週間後には趣味のピアノが楽しめるまでに改善したのです。

他にも、噛み合わせが原因とされる病気や症状はたくさんあります（図表６）。しかし患者さんの多くは噛み合わせが原因だと思っていないため、他の科を受診するのです。そして原因が分からず根治することもできず、長年痛みを我慢せざるを得ないというのが実情です。

ところが、私のクリニックで噛み合わせを調整しただけで症状が改善したというケースは数え切れないほどあります。噛み合わせ治療で体の不調が改善すると、患者さんは「まさか、歯が原因だとは」と非常に驚きます。まさに噛み合わせ不良は万病の元とも言えるのですが、万病の原因がすべて噛み合わせ不良というわけでもありません。

基本的には専門の医師の診療を受けた上、効果がみられなかったときに歯を疑うべきです。

［図表6］ 噛み合わせの悪さによって現れる不調

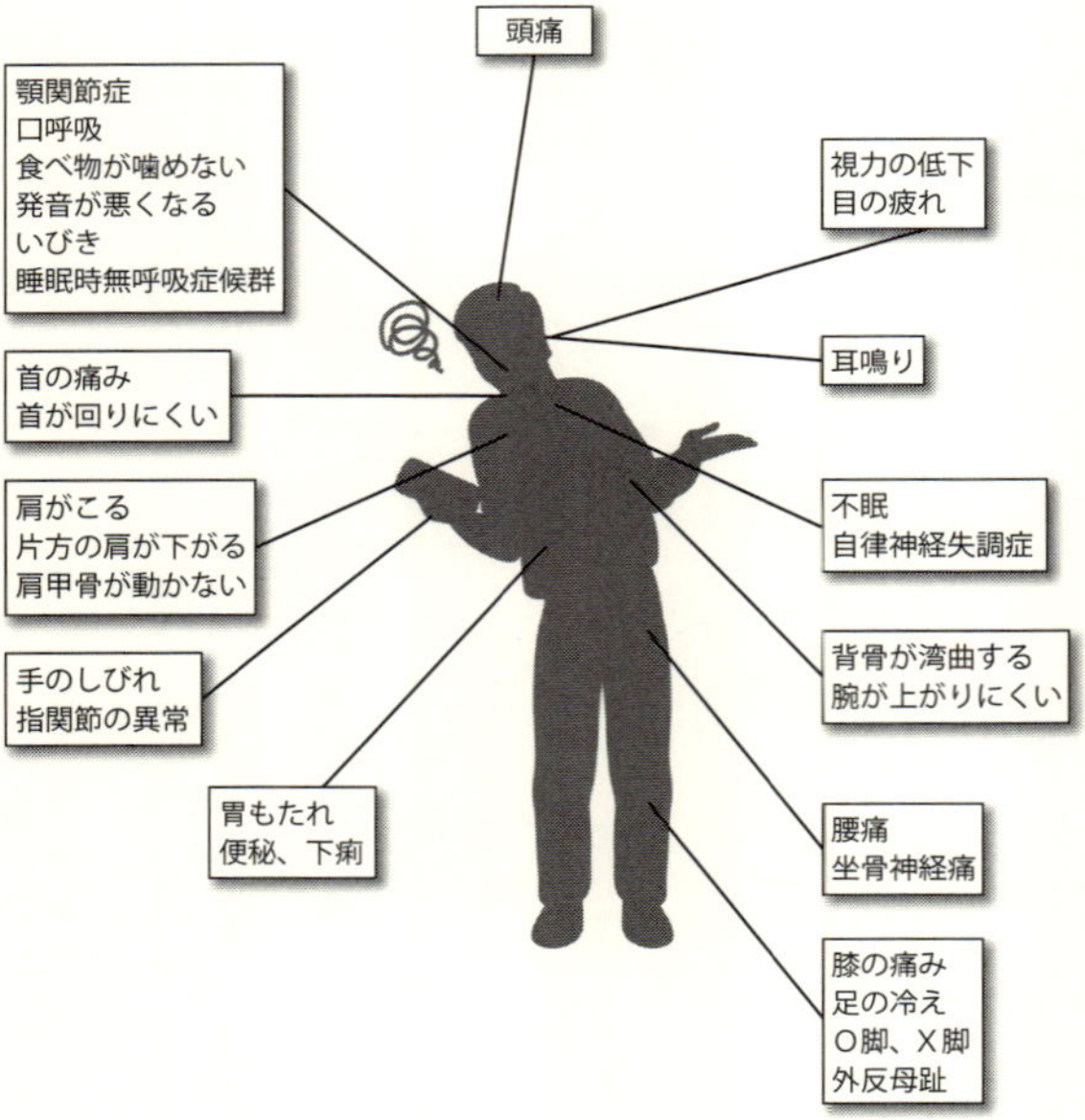

なぜ噛み合わせを治すと短時間で痛みが消えるのか？

このように、口腔の問題が全身に及ぼす影響は数え上げたらきりがありません。この事実に早くから気づいていた私は、口腔と全身の統合的な診療を信念とし、30年近くにわたり実施してきました。具体的な治療については3章以降で詳しく説明しますが、その結果多くの患者さんが慢性痛から解放されるとともに、失った体の機能を取り戻しています。

噛み合わせを1カ所調整しただけで、長年苦しんできた膝痛が一瞬で消える、上がらなかった腕が真上に伸ばせるようになるといったことは日常茶飯事ですし、原因不明の腰痛や肩こりも、歯科治療後にすっきり改善する例がたくさんあります。

しかし一つ疑問が残ります。なぜ噛み合わせを治療しただけで、一瞬にして痛みがなくなるのでしょうか？

治療してから効果が出るまでが短時間である事実から、その作用機序に神経が関与していると思われます。口腔から神経を通じて脳機能を変化させていると考えられるのです。

整形外科やペインクリニックの学会、厚生労働省までもが「慢性痛は脳の誤作動」という見解を示し始めました。

実際に患者さんの様子を見ていると、数年間寝たきりだった人が義歯を装着させた途端、立ち上がって歩けるようになったケースはいくつもありますし、パーキンソン病などの神経系の病気が、噛み合わせの調整によって改善したこともあります。

私の推察になってしまいますが、歯科治療を行うことによって痛みを感じなくなるのですから、口腔から脳に何らかの信号が送られていると考えるのが筋ではないでしょうか。

歯科治療が脳機能を変化させる大きな理由は、12対ある脳神経のうち、主に口腔顔面を支配している三叉神経が圧倒的に太い点にあります。

三叉神経から脳に伝わる信号が、慢性痛や長引く疾患を改善していくのです。その仮説の正しさを、真実を基に証明していくことにしましょう。

★医療ライターがレポート！　目からウロコの慢性痛治療②

普通の歯科医院。ただ、不思議な光景が……

講演会で初めて先生の治療を経験した後、先生が以前著した書籍が送られてきた。そこには歯科治療が全身疾患を改善する可能性が言及されていた。しかし私は、冒頭部分を読んだところで本を閉じた。先入観は良くない。素直な気持ちで治療を受けるためにも、理論を知らずに治療を受けるべきだと思ったのだ。

他の仕事が多忙を極め、藤井先生を忘れかけていた頃、Y編集者から先生の治療を開始しましょうと連絡が入った。私の仕事は多くの時間をパソコンの前で過ごす。自室の椅子に何時間も座り続けることもある。腰には良くない姿勢が続き、常にお尻から下にはインドメタシン（鎮痛効果のある）配合の湿布薬が貼られていた。右手の指先のしびれも1週間に2日は強く感じる。はっきり言って、かなりひどい状態である。

先生のクリニックを最初に訪れたとき、正直に言うが、それほど大きくないクリニックの様子に驚いてしまった。保険適用外の治療をしているドクターを何十人も取材したことがあるが「儲かっています」というのがはっきり分かるような、最先端の治療器具やおしゃれなインテリアをそろえた広々したクリニックがお決まりである。

一方、藤井先生のクリニックは、よくある街の歯医者さんと何も変わらない。ただ一般の歯科医院と違うところがあった。

一つは、診察用のベッドが置かれているところだ。治療用の椅子のすぐ脇に置かれている。そしてもう一つは、骨格の人体骨格模型が置かれていた。理科室にあったガイコツのようなアレである。さらに患者さんを歩かせるスペースもある。

約束時間の10分前に到着したが、先生は外国人女性の治療を行っている様子。歯科衛生士さんに話を聞くと、最近、インターネットで先生の治療を見つけ、海外から受診するために来日する人が増えているのだそう。欧米では歯科治療はほとんどが自己負担で、1回の治療に数万から十数万円かかるのが当然だと聞く。たとえ旅費がかかっても、短期で治してくれる歯科医がいるなら、来日することもためらわないのかもしれない。

いきなりベッドに横になれと指示……

いよいよ、私の診察が開始された。

いきなりベッドに横になるように指示をされた。歯科医院としてはあり得ない展開である。仰向けに寝て口を開けようとしたところ、藤井先生はいきなり私の右足を持ち上げた。どこまで上がるかチェックしているようだ。私の体はひどく硬い。それはもう、カチカチである。当然、左右の足は直角まで上がらず、右足の裏は天井を向くまでには至らなかった。同様に左足もチェックする。こちらのほうが少しだけ高く上がった気がする（ＳＬＲテスト）。

それから今度は片足の膝を曲げ、膝を外側に開いていく（股関節外転）。左はベッド面くらいまで膝が倒れるが、右はだめだ。先生が押しても60度くらいまでしか倒れない。しかも、右のお尻と太ももの裏が痛い。

次に立ち上がるように指示が出た。まだ歯を診ないのかと、疑心暗鬼になりながら立ち上がった。肩幅に足を開くと、

「私が腰を押すので、力を入れて耐えてください」

先生が腰を右から、左からと順に押してくるので、グッと踏ん張って耐えた（写真1）。

「今度は軽く口を開けてください。頬を私が押さえていますが、気にせず同じように力を入れて耐えてください」

先生は私の右奥歯のあたりを、ご自身の右手親指で押さえながら、左から腰を押した。負けるものかと踏ん張ろうとしたが、先ほどと違いまったく力が入らない（写真2）。先生の押している力は先ほどより弱いくらいだが、悔しいくらい力が入らず体が左側へもっていかれてしまった。

ここで先生から、ごあいさつ程度の診断が下った。

「痛いのは右側ですね。腰痛と坐骨神経痛なのかな」

そう、そのとおりです。「ここは、整形外科だったか？」と思うような、体のチェックと先生の言葉。何百人もの慢性痛を見ているから、足上げだけで体の不具合を理解できるのだろうか。しかし、この程度で先生を信頼してはいけない。もしかすると、Y編集者から私の体の状態を聞いていたのかもしれない。すると私の心を見透かしたように、Y編集

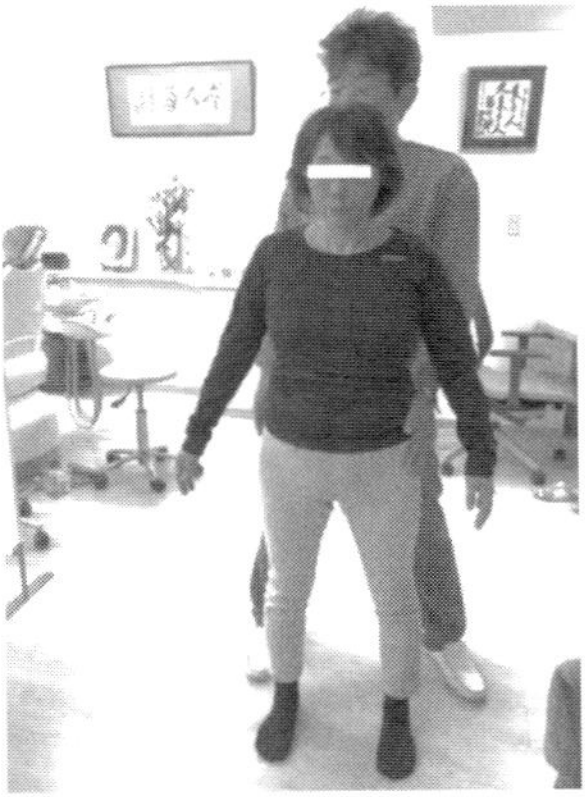

写真１　先生が左右から腰を押す。
余裕で踏ん張って耐えられる。体がぶれることはない。

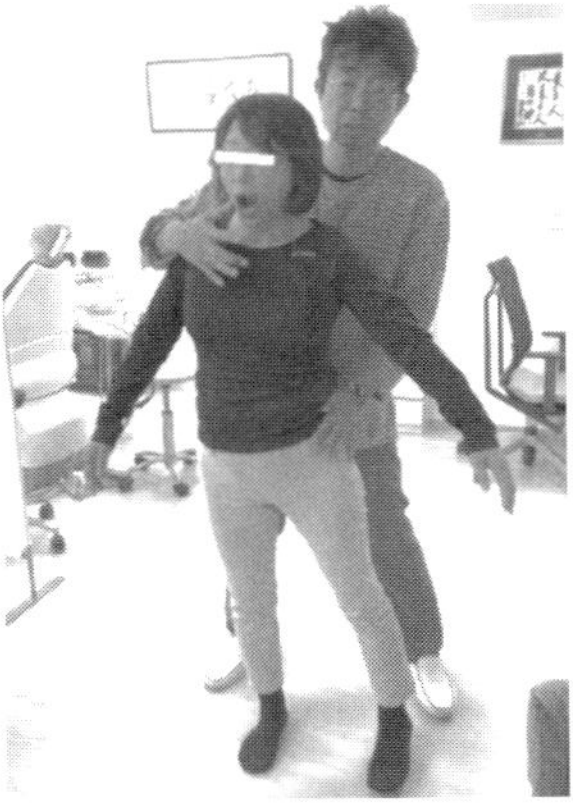

写真２　右の頬を先生に抑えられ、軽く口を開けて左から腰を押されると、
まったく足に力が入らず、体が傾いてしまった。

者がすかさず口を挟む。

「先生には、Ｋさんの情報は何も教えていませんからね」

そうなのか、だとしたら……この先生の体を診る力は本物かもしれないと、少しだけ私の心が開いた。

歯を触っただけで、股関節が明らかに柔らかくなった

「パフォーマンスのようになってしまいますが、口の中の刺激が体に影響を与えていることをお見せします」

ベッドに横になった私に口を開けさせ、10秒ほど口の中をチェックすると、先生は私の指を持ち、右下の歯を数回触らせた（写真3）。時間にして5秒ほど。なぜ自分の歯を触らないといけないのだ。頭の中が少しパニックになった。

「では、もう一度右膝を曲げて、外側に倒してみてください」

すると、先ほど60度しか曲がらなかった膝が、パタンとベッドサイドまで倒れたのだ（写真4・5）。先生のサポートなしである。まるできつく縛られていた股関節からひもが

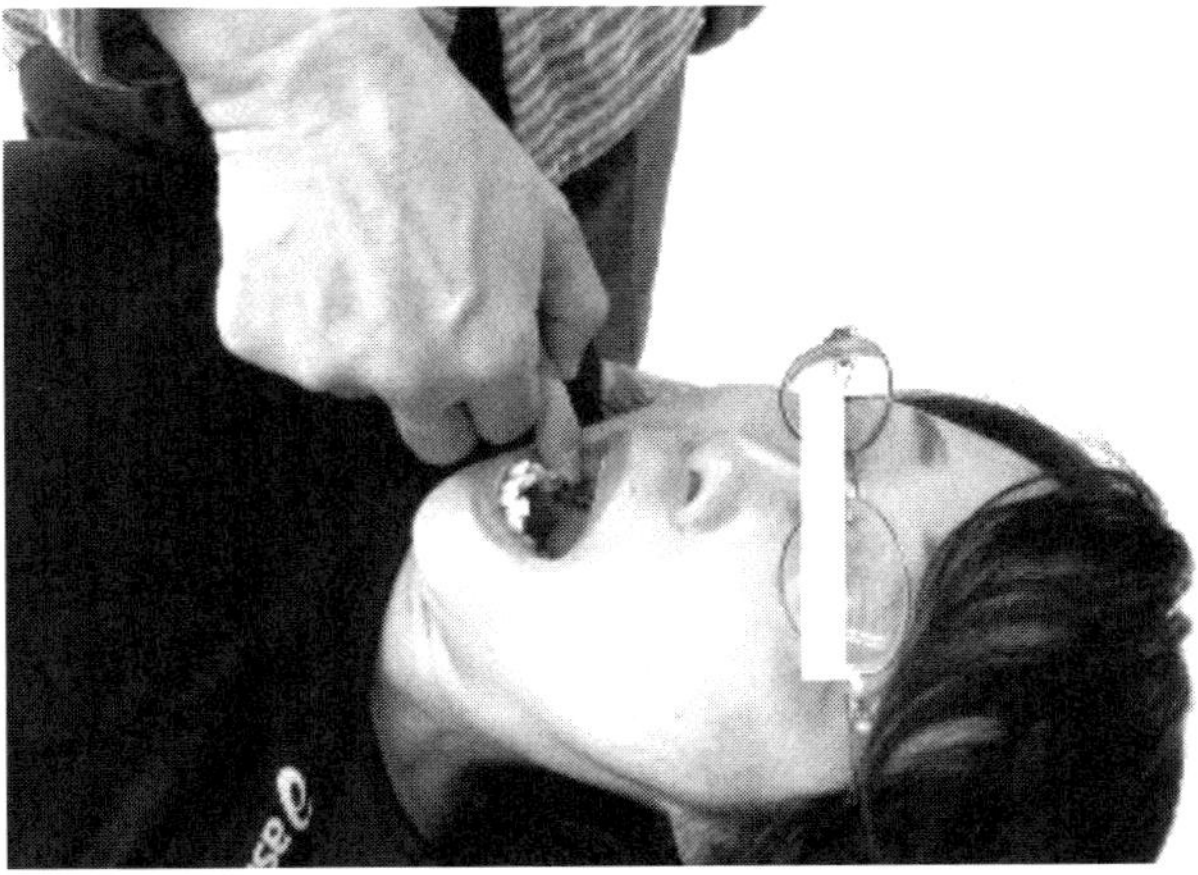

写真３　自分の指で右下の歯を数回触る。
これに何の意味があるというのだ。

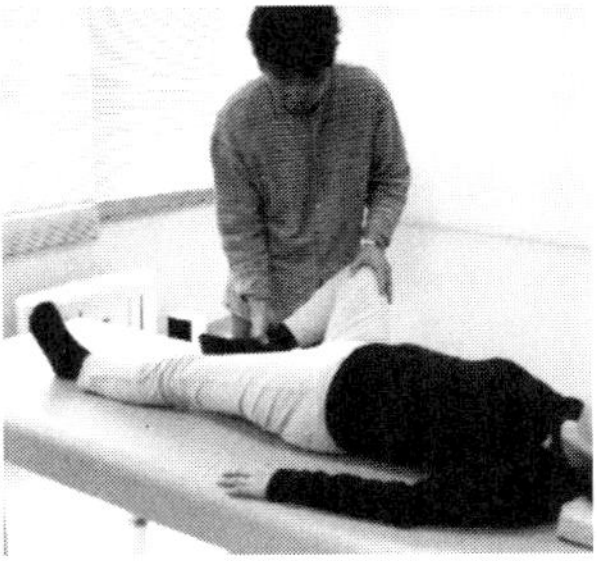

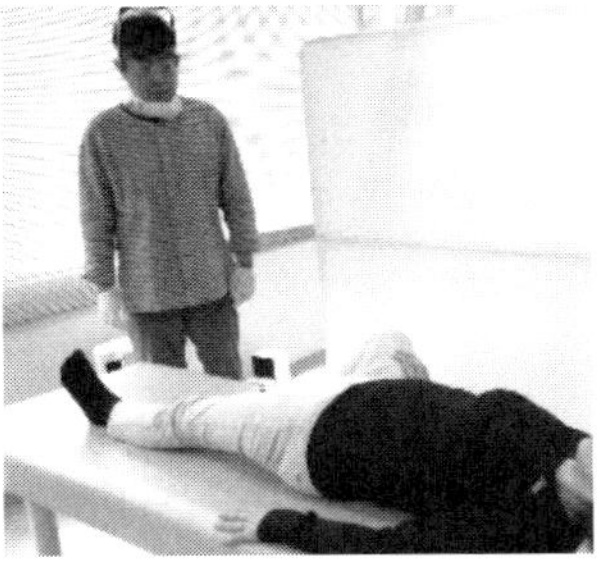

写真４（右）【歯を触る前】
右膝を押されても、股関節が固く膝は外側に倒れない。

写真５（左）【歯を触った後】
先生のサポートがなくても、右膝はパタンと外側に倒れた。

外されたように、股関節が緩んだのだ。

「Kさん、右の股関節に問題があって坐骨神経痛が出ているようですが、原因は明らかに右下の奥歯にあります。被せ物がしてありますね。ここの治療をやり直したほうがよさそうです」

実は、私の右下の奥歯はトラブル続きで、自身の歯科主治医からも、今後の治療を検討しようと言われている場所であった。

しかし先生はまだ、私の口の中をトータル15秒ほどしか見ていない。もちろんレントゲンも撮っていない。それでも右下の歯に何らかの問題があることを見抜いた。さらに問題の歯に触れただけで、股関節を柔らかくしてしまったのだ。

口の中の刺激が体に影響を与える……。それを示すパフォーマンスとしては十分過ぎた。実体験というのは何よりも説得力がある。この先の治療に期待を持たずにはいられなかった。

［第3章］

歯科治療を施すことで、慢性的な「痛み」が劇的に改善！正しい刺激を脳に与えれば、「痛み」は消える

慢性痛の原因は過去の痛みの記憶

慢性痛への歯科治療について説明する前に、脳と痛みの関係について復習しましょう。

1章でも触れましたが、私たちは皮膚や筋肉が刺激を受けた際、その刺激が末梢神経から脊髄へ送られ、脳にたどり着いて初めて「痛い」と認識します。そして、痛みは次の三つの種類に分けられると解説しました。

①侵害受容性疼痛：皮膚や筋肉の損傷によって発生する痛み
②神経障害性疼痛：神経の障害によって発生する痛み
③心因性疼痛　　：精神的なストレスよって発生する痛み

では脳の中で、痛みの信号はどう処理されるのか――。100年ほど前は、脳の「視床」と呼ばれる部分だけが、痛みの感覚を処理すると考えられていました。ところが脳科学の研究が進み、実際にはさまざまな部分で刺激を認識していることが解明されています。

脳は、常に正確な処理をするわけではありません。例えば「記憶違い」や「物忘れ」などは、認知症患者や高齢者などによく見られる症状です。これらは若い人にも見られますが、脳の機能が病気や老化、疲労などによって低下したことが原因で起きていると考えられています。

また、視野の一部が欠損する「緑内障」では、実際には見えていない視野の一部を脳が勝手に補完していることがあります。右目では捉えられなかった情報を左目の情報で補ってしまうのです。緑内障患者が赤信号や歩行者を見落としてしまうのは、情報を正しく処理できなかった脳の誤作動が原因と言えるでしょう。

こうした脳の誤作動は、「痛み」を感じるときにも起こります。過去に、けがや病気で痛い思いをすると、その痛みの根本原因が治ったとしても、痛みの記憶が残ってしまうことがあります。そして、何かしらの刺激をきっかけにその痛みはよみがえり、正体不明の痛み「慢性痛」となってしまうのです。

事故や戦争で足を切断した人が、ないはずの足の指がかゆいとか、痛いと言うことがありますが、これも脳が足の感覚を覚えているために起こる現象です（幻肢痛）。

脳に強く働きかける三叉神経

他にも、痛みを引き起こす刺激にはいろいろあります。温度の変化や心理的なストレス、軽く触れた程度の刺激を強い痛みとして感じることもあるでしょう。その中で私が注目したのは「口腔の刺激」です。

前章でも少し触れましたが、脳には左右に12対の脳神経があります。それぞれ全身のさまざまな働きを担っていますが、この12対の中で最も太いのは、おでこや目の周囲、口腔周囲を支配する「三叉神経」です。神経が太いということはそれだけ脳への影響も大きいと考えられます。

口腔のわずかな刺激が脳へ届き、慢性痛が発症する

魚の骨が当たった、冷たいものを食べて歯がしみた、誤って舌を噛んだというとき、当然ですが脳は「痛い」と感じます。しかし刺激の中には、あまり本人が自覚していないものもあります。例えば、顔を傾けたときに舌の位置が変わったり、話をするときに歯が舌

［図表7］脳神経とその働き

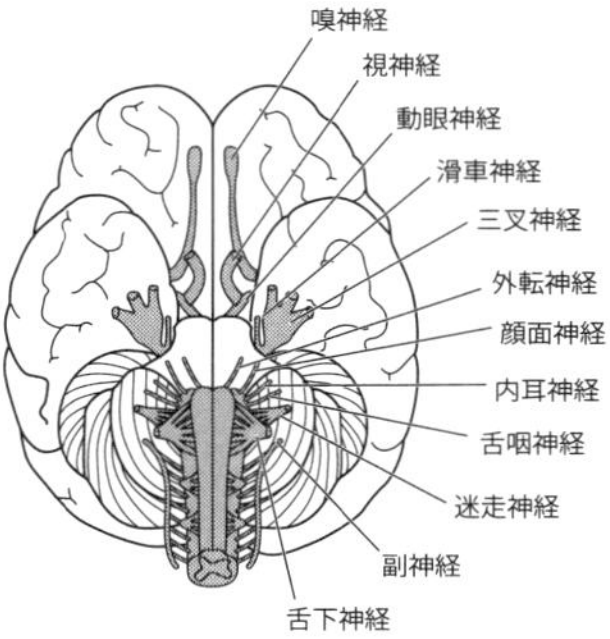

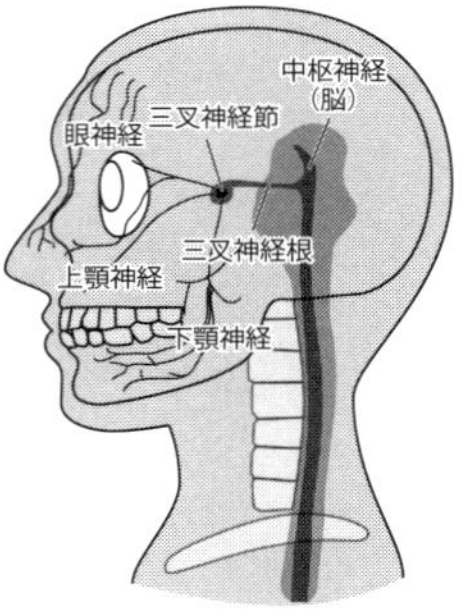

神経の名前	作　用
嗅神経	嗅覚
視神経	視覚
動眼神経	眼球運動、縮瞳、上眼瞼挙筋
滑車神経	眼球運動
三叉神経	顔面皮膚感覚、咀嚼筋
外転神経	眼球運動
顔面神経	味覚、顔面の表情、唾液・涙液分泌
内耳神経	聴覚、平衡感覚
舌咽神経	味覚、嚥下、唾液分泌
迷走神経	咽頭の感覚、嚥下、発声、内臓機能
副神経	頸部の運動
舌下神経	舌の運動

や粘膜に触れていたりといったケースです。本人としては「痛み」も「違和感」もないのですが、三叉神経ではわずかな刺激でもキャッチして脳に伝えてしまいます。無意識に送られた「刺激」が脳に「不快な刺激」と捉えられると、脳に細かく張り巡らされた神経ネットワークに不具合が生じ、痛めた経験のない場所に痛みの信号を送ることもあります。

脳の勘違いや誤作動によって慢性痛が繰り返されているケースは非常に多く、慢性痛の最大原因ではないかと私は考えています。

「口腔の刺激が腰や足の痛みの原因だなんてあり得ない」と疑うかもしれませんが、実際、私のクリニックに来た人の中には、歯の被せ物を外しただけで、腰の慢性痛が治ってしまうとか、歯石を取り除いただけで頭痛がぴたりと治まったということは何度もあります。これは恐らく、歯の被せ物に含まれていた有害な金属が取り除かれたり、舌の粘膜に触れていた歯石がなくなったりしたことで、脳への「不快な刺激」がなくなり、痛みの信号が発信されなくなったと考えられます。

また、虫歯や歯周病のある人が、慢性痛を抱えている場合も三叉神経が大いに関係しています。

例えば、虫歯になって、歯の根元の部分まで菌で侵されているような場合、抜歯をし、たまっていた膿や汚れた血液をかきだし清潔にする治療が行われます。これだけで、痛みで首や肩が動きづらかった人の症状が、スーッと消えてしまうことが多々あります。患者さん本人は自覚していませんが、歯の根元にある神経が、菌などによって受ける不快な刺激を感じ取り、三叉神経を通して脳に送っていたため、体の別の場所に痛みが生まれていたと考えられるのです。

神経というのは、スピーディーに反応しますから、治療後すぐに脳へ刺激の変化を伝え、さらに全身へも信号を送ります。ですから慢性痛の元となっている虫歯や歯周病を治療すると、直後に痛みの緩和を実感できるのです。

つまり神経経路を通して、口腔から全身へ影響が及んでいる痛みに対して、歯科治療は大きな効果を現すと言えるのです。

小脳を活性化させる、歯科治療の新理論

ここまで述べた理論は、今まで私の著書でも書いてきましたし、講演会や学会でも解説してきました。しかし私の治療を受けた患者さんに起きる変化の中には、神経経路の話だけでは説明のつかないものがあります。

それは、立てなかった人が立ち上がり、歩けなかった人が歩けるようになり、走れなかった人が走れるようになった、という症例です。「痛み」だけなら「脳の誤作動をリセットした」ことで症状が改善できたと推測できますが、立つ、歩く、走るという体の動きは、非常に高度なものです。最新の人型ロボットが二足歩行する様子を思い出してみてください。股関節、膝、足首をカチコチと動かし、ぎこちない動き。人間が右足、左足と流れるように体を動かすのとは明らかに差があります。

私たちが歩くという動作をするとき、脳は多くの指令を体のあちこちに出しています。歩行にふさわしい筋肉を収縮弛緩させるためには、全身に張り巡らされた神経に、脳が正確な情報を与え、それをキャッチした体の部位が正しい動きをしなければなりません。

神経は筋肉の収縮弛緩のみならず、血管にも作用し、血流もコントロールしています。

こうした体を動かすための神経活動に関して、歯科治療が大きな影響をもたらし、痛み改善にとどまらず「立つ、歩く、走る」ための体の機能回復にも関与させることができるのです。

なぜそのようなことができるか、と言えば、私の治療が三叉神経に良い刺激を与えると同時に、脳の中で体を動かすための原始的な活動をコントロールしている小脳に対しても、良い刺激を与えるからです。

椎骨動脈の血流を改善し、平衡感覚を司る小脳や迷路系に栄養や酸素を送り込む小脳動脈や迷路動脈の血流を改善し、さらには脳底動脈を通じて、脳全体の血流も改善させるのです。

小脳、迷路系の血流が悪くなっていると、平衡感覚が乱れ、体が傾いていたり、ねじれていたりしていることに気がつきません。地球の動きを正しく認識できず、姿勢を正しく制御できないのです。

若い頃は体が傾いていてもそれほど問題は起こらないのですが、長年、傾いた姿勢を続けていると、体の一部に負担がかかり、結果として腰痛や膝痛、肩こりや頭痛といった症状が現れてきます。これが慢性痛の一つの原因となっているのです。

ですから小脳や迷路系の血流を上げ、正しく働くようにする歯科治療を行えば、長年続いてきた慢性的な痛みなどの症状が、一気に改善できることも少なくないのです。

全身のバランスと口腔の状態から、痛みの原因を探る

脳、神経、口腔内の刺激、そして血流。これらのつながりを考慮しながら歯科治療を行えば、歯や歯肉を治すだけでなく、全身を楽にすることができることはお分かりいただけたと思います。

そのためには、何が原因で慢性痛が起きているのか、根本的なところを正確に診断しなければなりません。表面的に見える虫歯や、レントゲンで分かる病巣については、歯科医であれば発見できます。しかし、全身に症状が現れている場合の原因は、必ずしも見える部分にあるとは限りません。

例えば、虫歯そのものは浅いものであっても、感染が象牙質に及ぶと、不快な刺激が象

牙細管を通じて、歯髄に及び、歯髄に到達している神経を通じて、脳に送られますし、炎症で発生した菌などが血流に乗って全身に運ばれていく可能性があり、慢性痛や病気の原因をつくることになります。

虫歯や歯周病が、脳梗塞や心筋梗塞の原因になるというのは前述しましたが、これらをいち早く見つけて治療しておけば、命に関わるような病気を防ぐことができるのですが、どうすればいいのでしょうか。それには絶対的に、目に見えない部分の診断が必要となります。

私はこれまで、多くの患者さんの口腔と全身の関係を観察してきました。その結果、体のバランスや柔軟性をチェックすることと独自の技術を用いることで、口腔内の不具合から、その人は「腰痛がある」「肩こりがある」「下半身にしびれがある」といった全身症状が分かるようになってきました。

ここからは実際の診断方法と治療について、説明していきましょう。

・全身の診断

私のクリニックではまず、次のようにして全身の重心バランスと関節の動きに異変がないかをチェックします。

①ベッドに仰向けに寝て、膝を伸ばした状態でゆっくり片足ずつ上げてもらい、つっぱり感や痛みがないかを確認しながら、足がどこまで上がるかを見る（ＳＬＲテスト）。

②片膝を曲げて、股関節の内転、外転時の柔軟性を見る。左右差がある場合は、体にゆがみが生じている証拠。

③ベッドから下りて立ってもらい、腰のあたりを前後左右から押して抵抗力の違いを調べる。

口腔の刺激は三叉神経から脳に伝わり、何らかの信号を全身のどこかに発信しているのですから、まずは全身の様子を見ることが重要だというのが私の考えです。

体が硬いのは生まれつきであるとか、運動不足のせいだと思っている人がいるかもしれませんが、噛み合わせを治療すると、前屈で10センチ以上も手が下がる人は多くいます。体の柔軟性は全身の骨格や噛み合わせの状態とリンクしているのです。

また体の重心が体の中心にない人は、ある方向から体を押されると、途端にバランスを崩します。中には口を開けると力が入りにくい人もいますし、反対に歯をくいしばるとバランスを崩しやすい人もいます。

もし口を開けたときにバランスを崩しやすいのであれば、その人は口を開けたときに不快な刺激が生じる、歯列、歯の形になっていると考えられますし、口を閉じたときにバランスを崩しやすい人は、閉じたときの口腔（特に噛み合わせ）に問題があると考えられます。

スポーツ選手が思い切り力を入れているシーンをよく観察してみると、グッと歯をくいしばっている人と、口を開けている人（アーとかワァーとか叫んでいる選手も多い）がいます。どちらのほうが力を込められるかは人によって異なりますから、その選手にとっての良い噛み合わせ、つまり不快な刺激の少ないほうを、自ずと選択しているのではないでしょうか。

・口腔の診断

次は具体的に、口腔のどこで不快な刺激が発生しているかを探っていきます。

①直立してもらい、開口したときにバランスを崩す場合、頬を抑えながら体を押し、バランスが崩れやすい頬の位置を探す。噛み締めたときにバランスを崩す場合、咬合紙《こうごう》と呼ばれる薄い紙を噛んでもらい、バランスをチェックする。

②O《オー》-リングテストで不快な刺激を与える歯を特定する。

頬を押すと口の中の粘膜と歯がより接触するため、直接口腔に触れることなくある程度の見当をつけることができます。

咬合紙は一般的な歯科医院でも噛み合わせの確認でよく使われますが、私のように患者さんに立ってもらい、全身の状態を見ながら確認する医師はほとんどいません。数回紙を噛んでもらい、違和感があるかどうかを確認する程度です。

ところが人によっては、わずか数十ミクロン（1ミクロン＝0・001ミリメートル）のごく薄い紙を噛むだけで体のバランスが変化してしまうこともあります。つまり本来は、とても慎重にこの確認を行わなければなりません。

次に行うO-リングテストは、ニューヨーク在住の大村恵昭氏によって考案された診断法で、人が発する電磁波から体の異常を探そうという方法です。具体的には患者さんに親指と他の指で輪を作ってもらい、治療者はその輪を左右に広げようとします。そのとき体に不調があれば指は簡単に開き、不調がなければ指は固く閉じて簡単には開くことができません。

私たちの体はとても正直で、不調のある部分に触れられると、脳がその刺激に反応して指に力が入らなくなります。一方健康に問題がなければ、同じ場所を触れられてもしっかり力を入れることができるので、指で作った輪が離れることはないのです。

手の指と首は神経がダイレクトにつながっています。首に支障があると指先にしびれを感じることからも、深いつながりがあると分かります。さらに首は、顎とつながっています。ですから口腔の不快な信号は手の指にも伝わりやすく、O-リングテストによる診断は有効なのです。慣れている治療者であればどの歯、どの部分の噛み合わせに問題があるのかを、ほとんど間違えることなく特定することが可能です。

本書で紹介する症例でも、多くのケースで全身のバランスチェックとO-リングテストを併用しながら診断を行っています。もちろん本格的な歯科治療の前にはレントゲン撮影が欠かせませんが、簡単な噛み合わせの調整であれば、全身のバランスとO-リングテストの診断だけで十分というケースもあるのです。

以降では私が実際に治療をした症例を挙げながら、歯科治療によって慢性痛が改善されていく様子を紹介していきます。治療前後の写真を掲載しましたが、写真は加工を疑われることがあるので、今回は動画が見られるように一部QRコードをつけました。スマホなどで読み取れば実際の様子を見ることができます。

◆慢性痛を治す歯科治療　～腰痛編～

【症例1】20代女性・Wさん
すぐに腰が痛くなって、同じ姿勢を続けられない

◎症状

・1年ほど前から同じ姿勢を続けていると、短時間でも腰痛を感じるようになった。
・整形外科や整体院、マッサージに通ったが一向に良くならない。

◎治療

立ち上がった状態で体のバランスをチェックすると、顎を引いたときにバランスを崩しやすいことが分かりました。Wさんの前歯の裏側には、ほんのわずかですが凹凸があり、顎を引いたときにこの凹凸のとがった部分に舌が触れ、不快な刺激となっていたのです。

そこで舌の触れるとがった部分を滑らかに調整しました。たった数十秒の治療でしたが、

これだけで顎を引いても体に力が入るようになり、バランスを崩さなくなりました。
また、全身のバランスが調整されたことで体を後ろに楽に反れるようになり、腰の痛みも消えました。

◎患者の声

腰が悪いため、ソファに座ると何度も座り直さないといけない状態でした。治療が終わって20分ほどソファに座っていたのですが、気づいたら一度も座り直していなくて、自分でもとても驚きました。今まで整形外科や整体、マッサージなど、いろいろな治療にチャレンジしてみたのですが、こんなにすっきりしたことはありません。

まさか自分の腰痛の原因が「歯」にあったなんて、想像もしていませんでした。

【症例１】

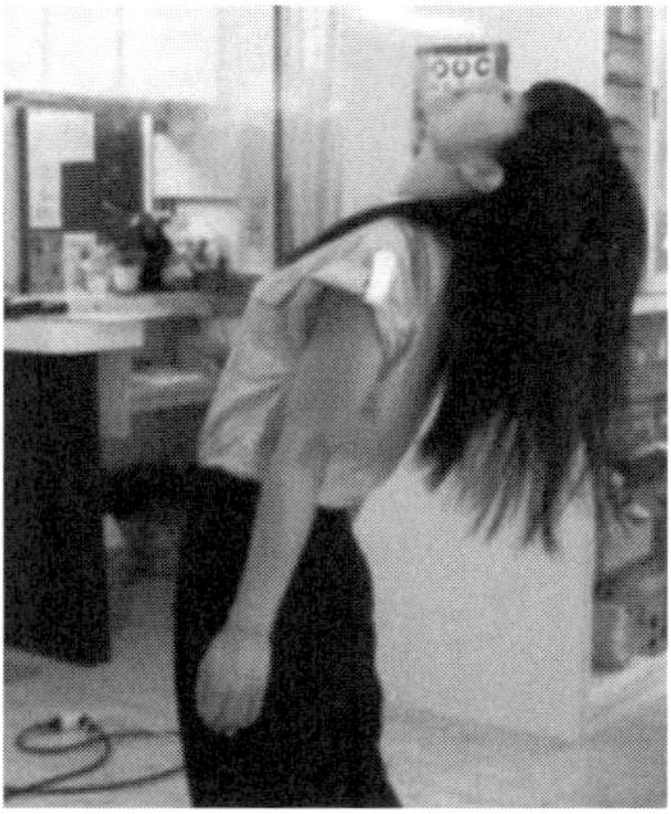

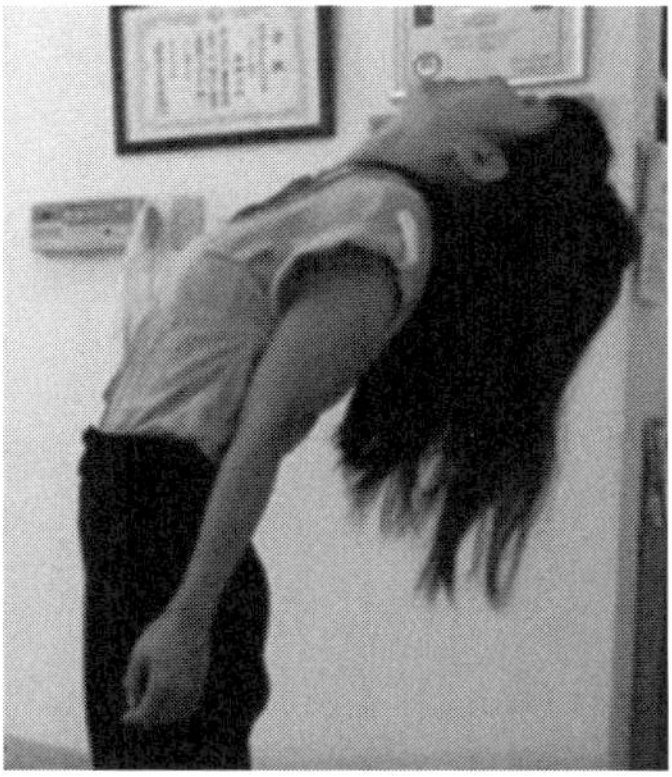

治療前（上）に比べ、治療後（下）は
痛みを感じずに腰を反ることができた。

【症例2】30代女性・Aさん

自転車に乗りながら体をひねって腰痛に

◎症状

・1週間前、自転車に乗っていて人を避けようとしたときに、体をひねってしまった。
・その後、腰の左側に痛みが出るようになり、重さやだるさが続いている。

◎治療

自転車で急ハンドルを切るなど、瞬間的に体のいろいろなところに強い力を入れると、その緊張で痛みが出ることがあります。しかし1週間経っても違和感が残っているということは、緊張が消えきれていない場所があって、それが腰に負担をかけている可能性が考えられます。

体のバランスをチェックすると、前方から押されたときにバランスを崩しやすいことが分かり、細かく調べると左手の薬指に原因があると分かりました。そこで薬指をマッサージしてあげると、それだけで腰痛がかなり楽になったと言います。

しかし口腔を診察したところ、Aさんは噛み合わせにも問題があり、下顎が左に動いたときに下の歯が頬の内側に当たって不快な刺激になっているようでした。そこで頬に当たる歯をわずかに削り滑らかに整えると、腰の痛みが消え、楽に反れるようにもなりました。

この結果からAさんは、もともとこの歯に問題があったと考えられます。しかしわずかな刺激のため自覚がなく、今回の自転車の件でたまたま原因に気づき治療することができました。もし自転車の件がなかったとしても、将来腰痛を発症していたのではないでしょうか。

◎**患者の声**

自転車で左手の薬指を痛めていたことにはまったく気づいていませんでした。確かにハンドルをギュッと握った記憶があるので、言われてみれば、指を痛めていても全然おかしくなかったと思います。

治療後、腰を反ったら抵抗がなくなり、スムーズに動くようになりました。

【症例２】

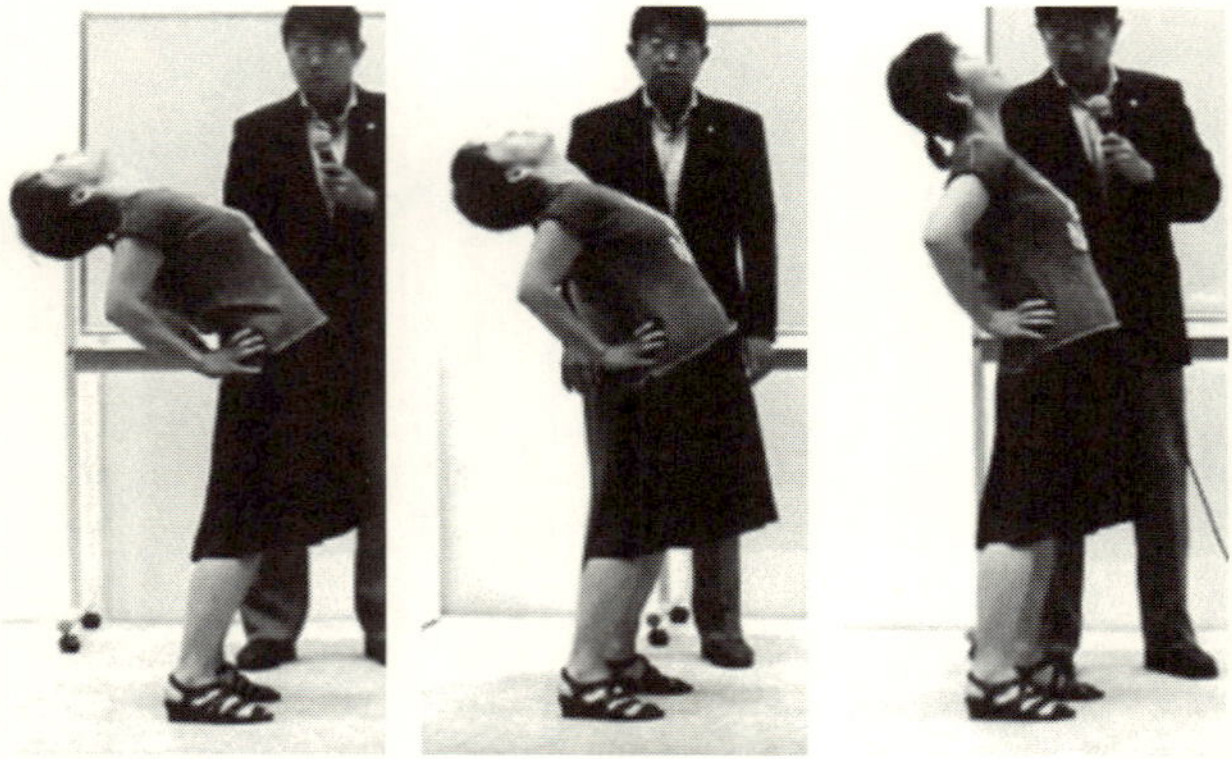

治療前（右）は左腰が痛くて、後ろに反ることができなかった。右手薬指に刺激を与えたところ、楽に反れるようになった（中央）。さらに左頬に当たっていた歯をわずかに削ったところ、驚くほど反るようになった（左）。

【症例3】20代女性・Oさん
噛み合わせが原因で全身が傾き、腰痛と開口障害を発症

◎**症状**

・口が開けにくく、腰にチクリとした痛みがある。
・治療前は、指2本分ほどしか口が開けなかった。

◎**治療**

Oさんは直立時に全身が左側に傾いていました。左下の歯が粘膜を刺激していたため、これにより顎が左に引っ張られ、全身にゆがみが生じたのでしょう。ざらざらしていた歯の表面を少し削り滑らかにすると、傾きが治り、全身の柔軟性もアップしました。そして治療前は指2本分しか開かなかった口も、指3本分まで開くようになりました。

◎**患者の声**

チクチクした痛みが腰にあってとても不快だったのですが、数秒歯を削っただけですっきり痛みが消えました。口を大きく開けようとするとプチプチ音（クリッキング）がしていたのですが、それもなくなり体が軽くなりました。

【症例3】

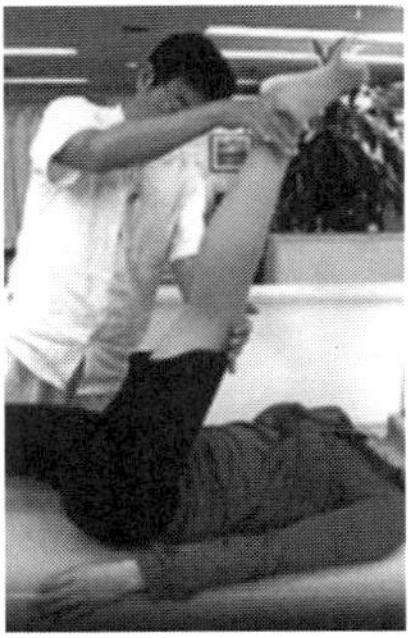

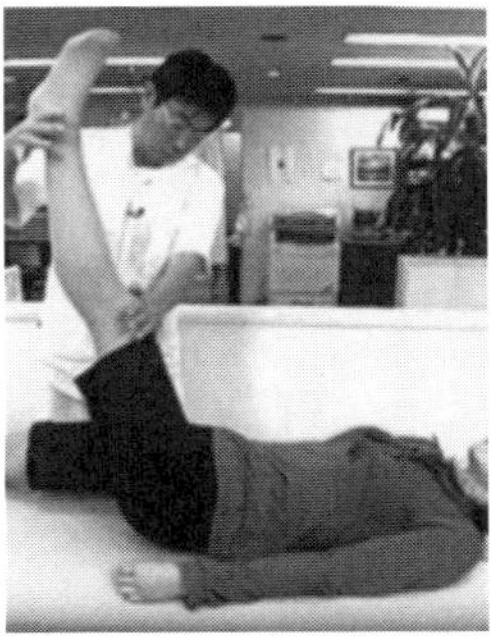

治療前（右）、左足を上げようとする（SLRテスト）と、お尻と太ももの裏側がつっぱり、腰に響いていた。治療後（左）はお尻にも太ももにも抵抗がなく、垂直以上に足が上がった。

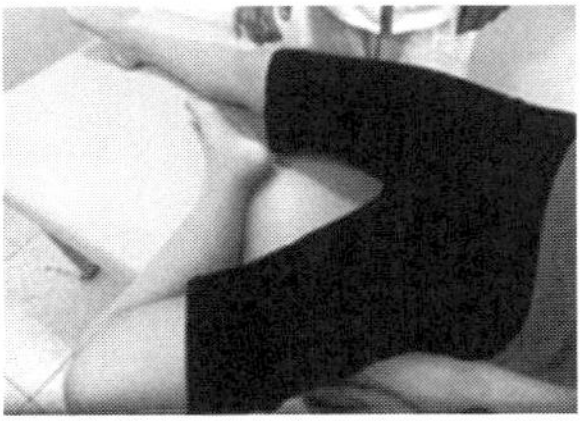

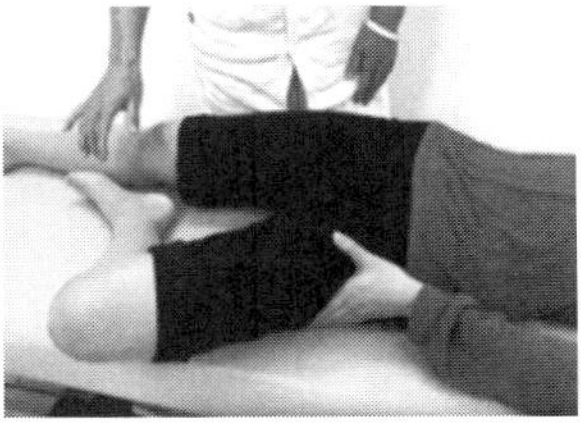

治療前（右）は、左足を横に倒すとお尻につっぱり感があったが、治療後（左）は、お尻のツッパリ感がなくなり、膝がすとんとベッドまで倒れた。

【症例4】40代女性・Iさん

椎間板ヘルニアによる下半身のしびれが数秒で改善

◎**症状**

・腰痛で整形外科に行ったところ、椎間板ヘルニアと診断される。
・コルセットの使用で痛みは少なくなったが、お尻にしびれがあり、左側に腰を倒すのがつらい。

◎**治療**

椎間板ヘルニアとは、椎間板と呼ばれる背骨の間にあるクッションの役目をする組織がつぶれて出っ張り、神経を刺激している状態です。痛みが続くと整形外科では手術を勧められるかもしれません。しかし、そもそもなぜ椎間板が出てしまったのでしょうか。西洋医学ではそこを追求しないのです。

私の治療経験から言うと、たいていの場合は重力に対して直立できない人が椎間板ヘルニアや脊柱管狭窄症になっています。ですから重力に対して直立できるようになれば、症状が改善される可能性は十分にあります。

Ｉさんの場合、体の右側から押すと踏ん張れず、左から押すと踏ん張って倒れずに立っていられる状態でした。左右差があるということは、重心が正しい位置に乗っていない証拠です。

また体に力が入りづらい状態を、本人に実感してもらうために正座をしてもらい、胸のあたりを私が軽く押させてもらいました。治療前は、ほんの少しの力で後ろに倒れてしまう状態です。普通は押されると「倒れないようにしよう」と脳が反応して、腹筋、背筋、太ももなどに必要かつ十分な力が入るのですが、口腔内に異常があると脳の反応が遅れ、さらに十分な力を入れることができないのです。Ｉさんの場合は、粘膜の不快な刺激が原因でした。治療後は、私が相当強く押しても、びくともしませんでした。これがＩさんの本来持っている筋力なのです。力が入りづらいなと感じる人は、噛み合わせをチェックしてみる必要があるでしょう。

さて、Ｉさんの口腔内をチェックすると、右の下の歯が粘膜に触れていることが分かりました。そこを削って研磨するだけで今の痛みは改善できました。永遠に痛みが再発しないということではありません。定期的な噛み合わせチェックが必要だと思われます。

◎患者の声

治療前、先生に押されても力が入らないときは、どうやって体を保てばよいか、どこに力を入れたらよいのかが、自分でもよく分かりませんでした。特に正座をして押されたときは何も抵抗できず、されるがままの状態でした。

ところが歯を削ってもらった後は、立ち上がると体が地面に対して吸い付くような感覚で自然に踏ん張ることができましたし、正座をしたときも腹筋や背筋で体を支えていることを自覚できました。

腰のつっぱり感や違和感、しびれも一瞬で消えてしまいました。正直、魔法にかかったようで信じられませんでした。

【症例４】

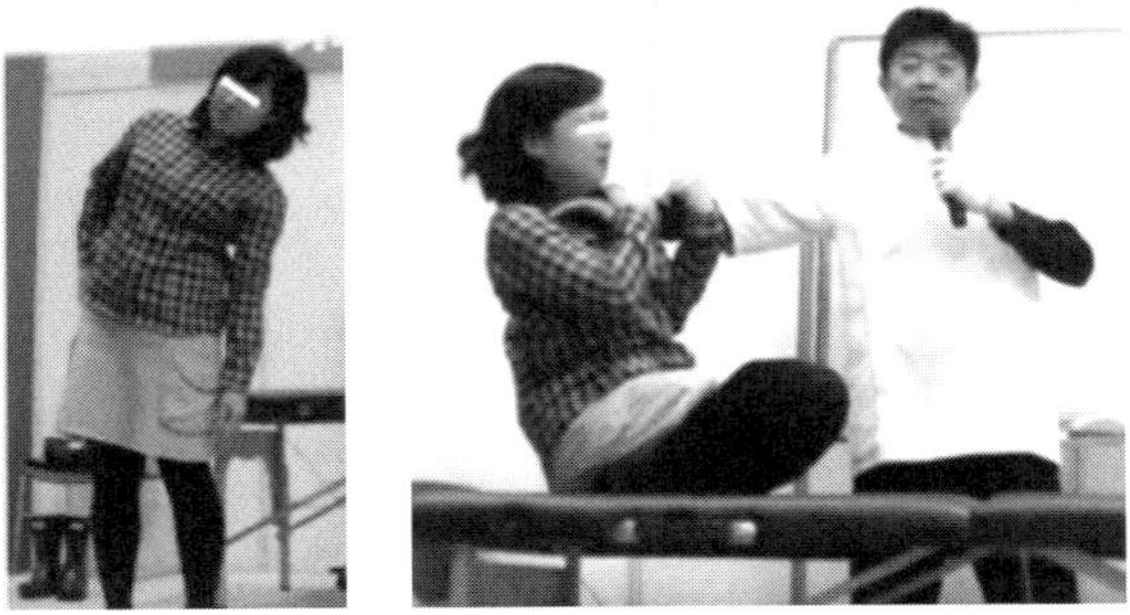

（治療前）左側に体を倒すと、右の腰に響く。正座をして胸のあたりを抑えると体に力が入らず、後ろに倒れてしまう。

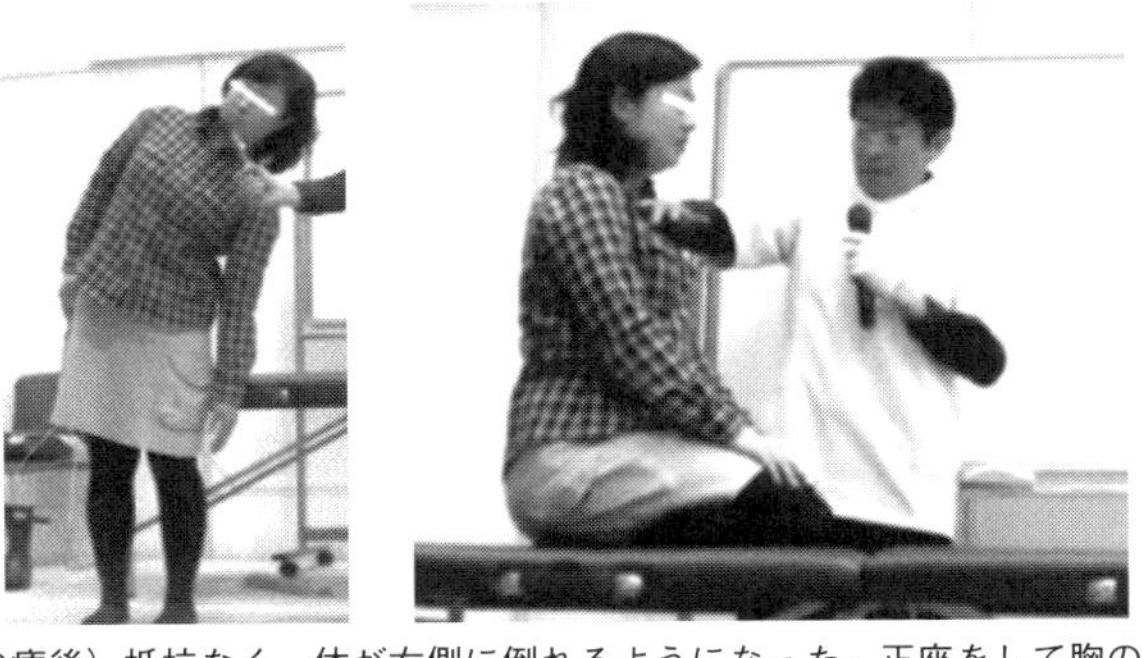

（治療後）抵抗なく、体が右側に倒れるようになった。正座をして胸のあたりを強く押されても、まったく動じず倒れない。

【症例5】20代女性・Mさん
抜歯で腰痛が収まり、股関節の可動域が広がった

◎症状
・長時間立っていると、骨盤と背骨の付け根あたりが痛くなる。

◎治療
体のチェックを行うと、右側はゆがみなくスムーズな動きをするのに対し、左側は股関節が硬くなり、足の動きそのものが悪くなっていました。

右上の親知らずが頬の内側の粘膜を刺激し、腰や股関節に影響を与えていることが分かったので、早速、親知らずを抜歯。抜いた直後から体が軽くなり、抜歯後の止血が終わった段階では、仙腸関節や股関節などが柔らかくなり、股関節の可動域も大きくなりました。

レントゲンを見ると分かるとおり、問題となっていた親知らずは下の歯と噛み合うこと

がありませんでした。「噛み合うことがなければ不都合はないのでは？」と思うかもしれませんが、粘膜に直接歯が当たり、不快な刺激となっていたのです。

上の親知らずは生えてきても、外側に傾いて生えることが多いです。そういうケースは体にゆがみを与える刺激になりやすいので、親知らずが顔を出したら、チェックをしてもらうことをお勧めします。

◎患者の声

親知らずは虫歯になっていませんでしたので、まさか腰痛の原因だとは思っていませんでした。

しかし抜歯直後から、首や肩が軽くなり、腰のあたりにあった重たい感じも消えました。

【症例５】

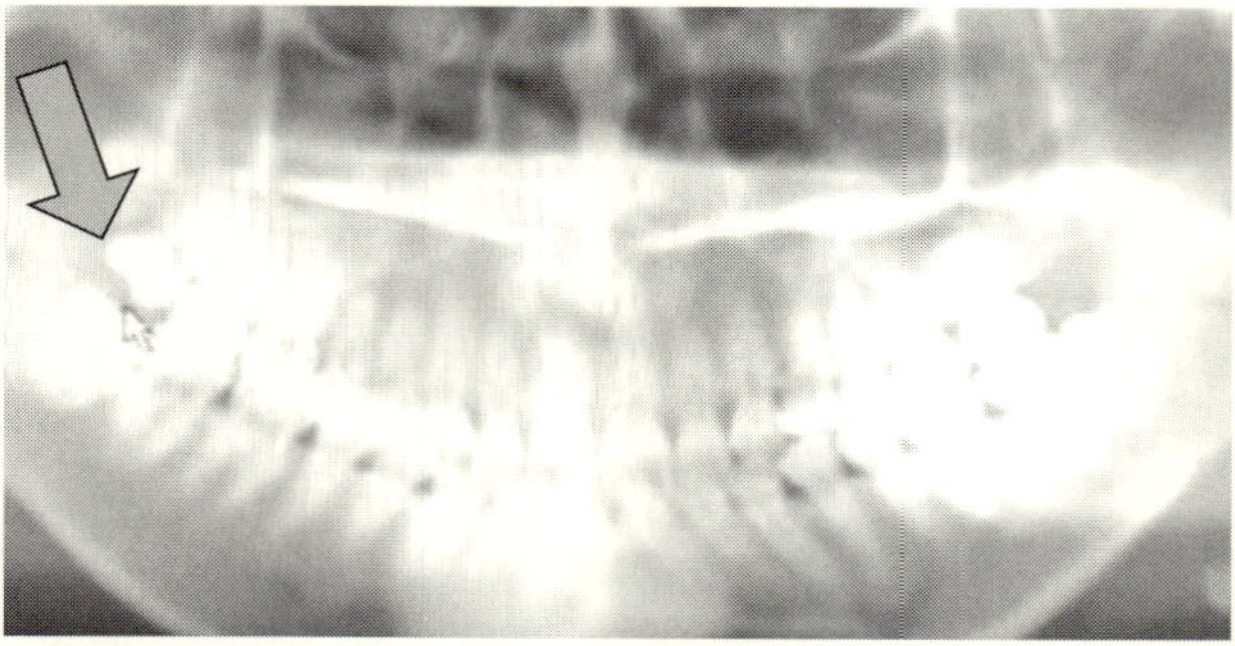

治療前のレントゲン写真。向かって左上の一番奥が、問題となった親知らず。高さがなく、下の歯とは当たっていない(矢印)。

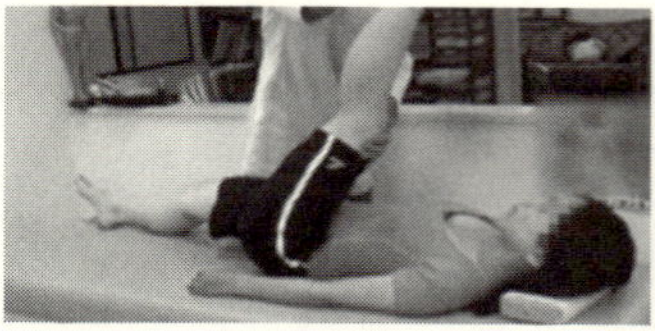

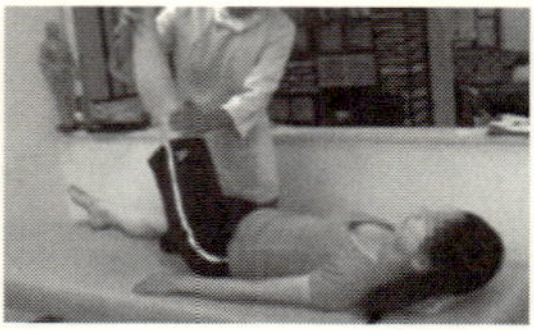

治療前(右）と治療後（左）の足の上がり方がまったく異なる。治療後は股関節の可動域が広がり、腰痛もなくなった。

◆慢性痛を治す歯科治療　～肩こり・首の痛み編～

【症例6】30代女性・Fさん
歯並びの悪さが、肩こりと呼吸のしづらさを生んでいた

◎症状

・歯並びが悪く、10代の頃から肩こりが始まり、最近は腰痛にも悩んでいる。

◎治療

左後ろから体を押すとバランスが取れないFさん。しかし下顎を右にずらしてもらうと、右側から押しても同様にバランスが崩れてしまいます。細かくチェックしていくと、右下の奥から3番目の歯が、粘膜に当たって力が入りづらくなっていることが分かりました。

また、下の前歯の歯並びが非常に悪く凸凹しています。その歯の影響で、呼吸が非常に浅くなっていることも分かりました。一番出っ張った歯は粘膜に当たっていなかったので

すが、見た目にはそれほど出っ張っていない歯が粘膜を刺激していることが分かりました。右の奥歯と前歯が、粘膜に当たる部分をわずかに整えて、当たりをソフトにしてあげると肩が軽くなり、呼吸も深くできるようになりました。

◎患者の声

歯並びがコンプレックスで、定期的に歯科医院で噛み合わせを診てもらってきたのですが、肩こりが治らず、呼吸の苦しさを感じていました。藤井先生に治療をしてもらって、初めて呼吸が深くできる感覚を味わえて幸せです。

体が硬いのも悩みでしたが、突然、前屈で手が床について、催眠術にかけられているかのようでした。

【症例6】

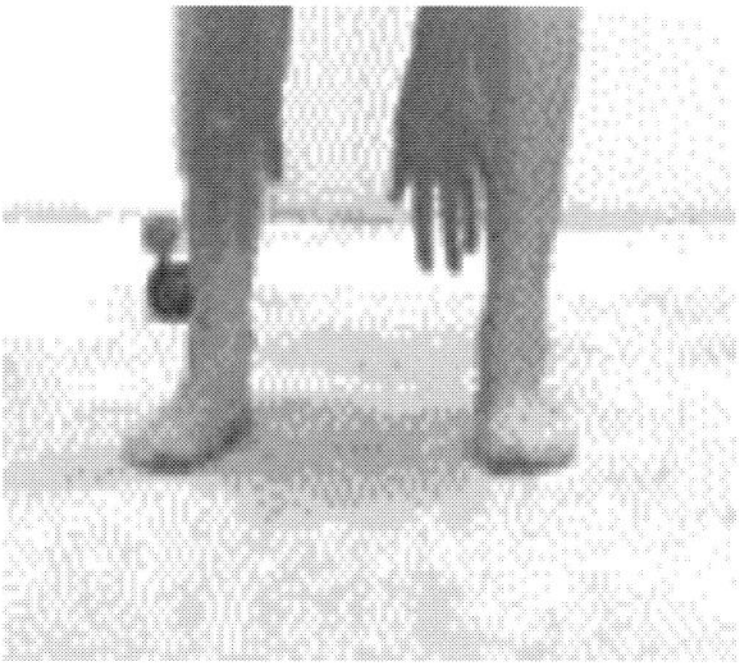

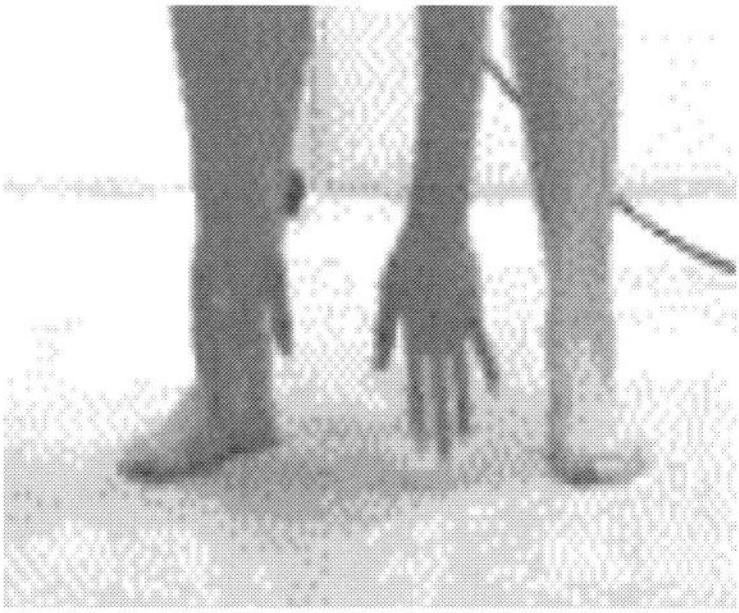

治療前（上）は前屈しても体が前に倒れなかったが、2カ所の歯を削っただけで指先が床についた（下）。

【症例7】50代女性・Tさん
五十肩の原因は合わない義歯にあった

◎**症状**

・3日前から急に左肩の付け根に痛みが出て、左腕はほとんど上がらない状態。

◎**治療**

体のチェックを行ってみると、上顎に異常が見られました。上の歯には総義歯があり、その部分の噛み合わせが悪く体のバランスを崩しているようです。

早速義歯を調整しましたが、当日は肩の状態はほとんど変わりませんでした。ところが翌日の午後から、腕が少しずつ上がるようになり痛みも消失していきました。2週間後に再診したときにはまったく問題なく肩を動かせるようになり、腕も真上まで上がっていました。

五十肩は整形外科でも治療が困難な病気です。なぜ治せないかは、Tさんの症例からも分かるように、原因が肩にないことがあるからです。

◎患者の声

治療してもらった次の日から徐々に腕が上がるようになって、1週間後にはまったく抵抗がなくなり、自由に肩を動かせるようになりました。

【症例７】

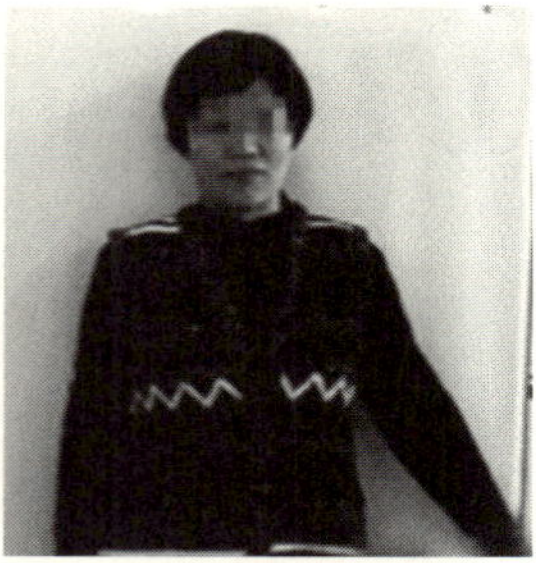

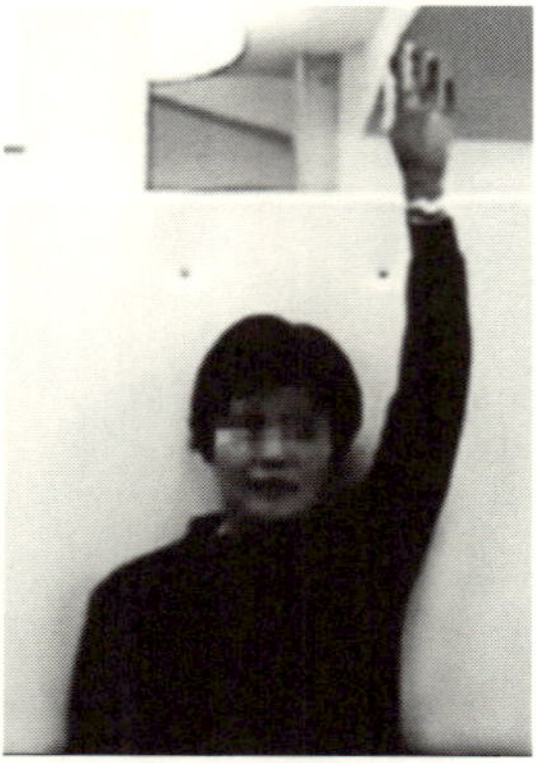

治療前（上）右腕がほとんど上がらなかったが、義歯を調整しただけでスムーズに腕が上がるようになった（下）。

【症例8】30代女性・Yさん
コルセットでごまかしていた腰痛が、顎の治療で即改善

◎症状

・急に腰が痛くなり、整形外科を受診したものの原因は判明しなかった。
・ゴム製のコルセットで腰を固定するよう指示されたが、痛みは改善していない。

◎治療

立った状態で体を見ると、顎が右側にずれ、右肩が下がり、腰がねじれていました。細かくチェックしていくと、顎関節の滑りや動きに問題があることが分かりました。そこで、「関節運動学的アプローチ（AKA）」という方法で、顎関節の関節包内の動きをスムーズにするように治療を行いました。

顎関節に指を当て、関節の動きをスムーズにします。

顎関節と骨盤にある仙腸関節（図表8・9）は連動性が非常に高いと考えられています。

［図表８］ 顎関節は、片方が動くと
もう一方も動くように連動性を持つ

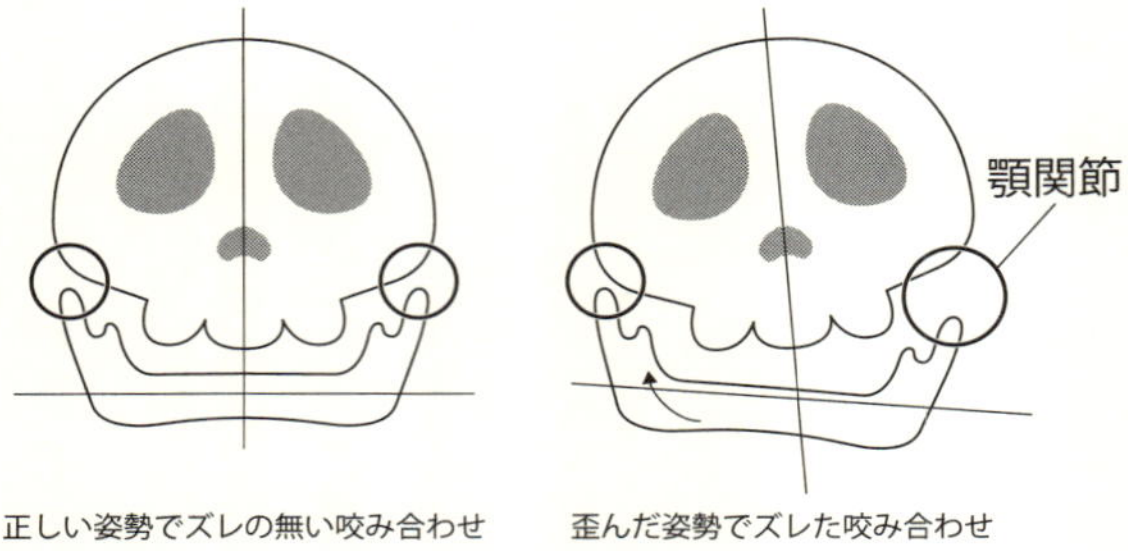

正しい姿勢でズレの無い咬み合わせ
歪んだ姿勢でズレた咬み合わせ

［図表９］ 仙腸関節は、仙骨の左右にあり
左右が連動して動く

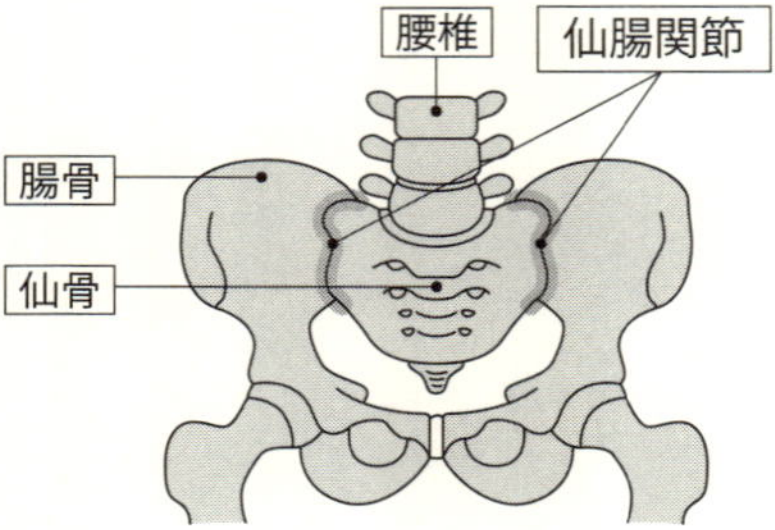

というのも、どちらも正中をまたぐ骨の左右両側に関節があり、左右どちらかの関節が動くと、もう一方も動く仕組みになっているのです。例えば腕や足は、右側を動かしても、左側は連動して動くことはありません。しかし顎関節と仙腸関節は、必ず左右が連動して動くのです。解剖学的に同じ性質を持った顎関節と仙腸関節は深い関わりを持っており、片方に不調があれば、もう一方にもその影響が生じます。

Yさんのケースも顎関節の動きが悪くなったことで、顎関節の動きが阻害され、全身にゆがみが出ている状態でした。ですから顎関節がスムーズに動くようになれば、腰痛はすっきり治り、全身のバランスも元に戻ったのです。

【症例8】

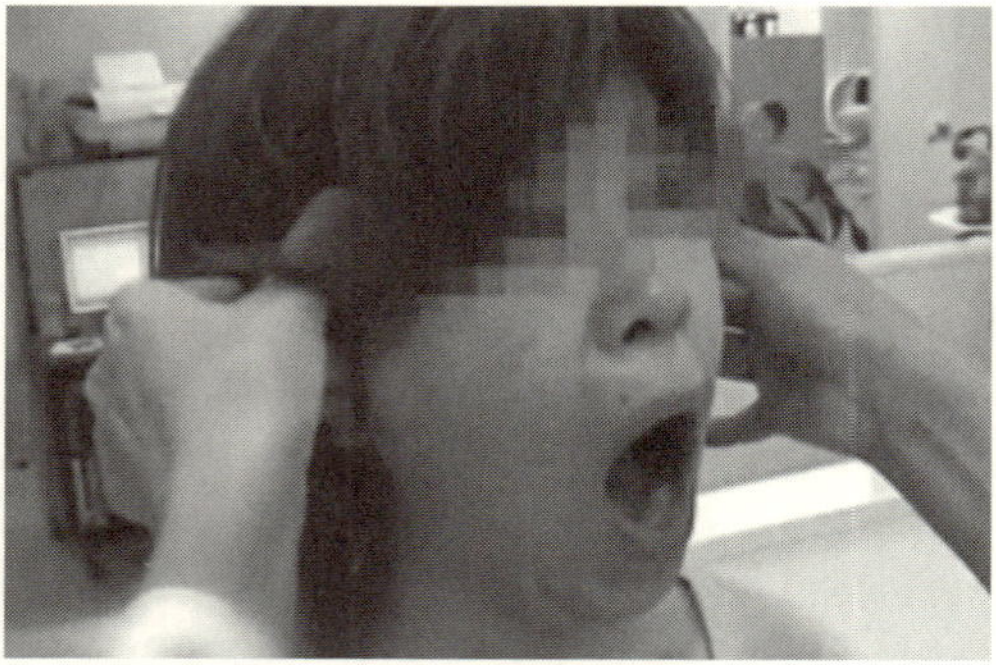

関節運動学的アプローチ（AKA）にて顎関節の調整を行った

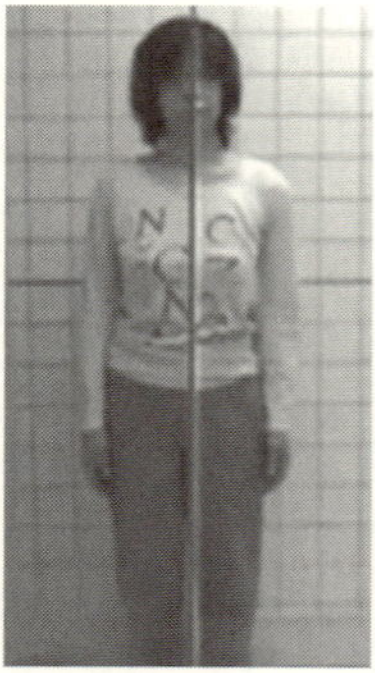

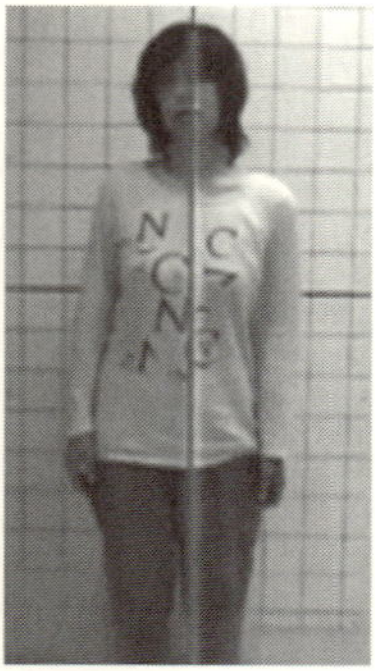

あご、肩、腰がねじれていたが（右）、治療後はまっすぐ前を向いていることが分かる（左）。

【症例9】30代女性・Fさん
初期虫歯を治療したら、首が回るようになった

◎**症状**

・首に痛みがあり、右側を向けない。
・右手にしびれがある。
・整形外科に通っているが原因がはっきりせず、首にコルセットを巻いてやり過ごしている。

◎**治療**

頸椎は下顎と密接な関係にあります。小さな虫歯が1本あるだけでも、噛み合わせが狂い、顎がバランスの悪い位置に動き、首に痛みを感じることがあります。

Fさんの場合、左下の歯が虫歯になり始めていました。詰め物をするような必要はなく、プラークコントロールで十分対処できるのですが、ほんのわずかな虫歯菌が刺激となって、

下顎をうまく動かせなくなっていたのです。

まっすぐ立っても少し首が左に傾いていましたし、顎が動かないから右側を向けない状態でした。

今回は簡単な対処で、虫歯でざらざらした歯の表面を軽く磨き滑らかにしただけですが、十分に首が回るようになり、本人もびっくりしていました。磨き残しや小さな歯石でも同じようなことが起こり得ます。ですから噛み合わせに詳しい歯科医で、数カ月に一度は歯の状態をチェックすることが大切です。

◎患者の声

右側を向こうとすると、首の左側がつっぱっていました。首の痛みから、しょっちゅう頭痛が起きるようになってものすごく悩んでいたのですが、まさか噛み合わせが原因だったとは驚きました。

治療後は体全体のこわばりが取れて、肩も首も軽くなりました。

【症例9】

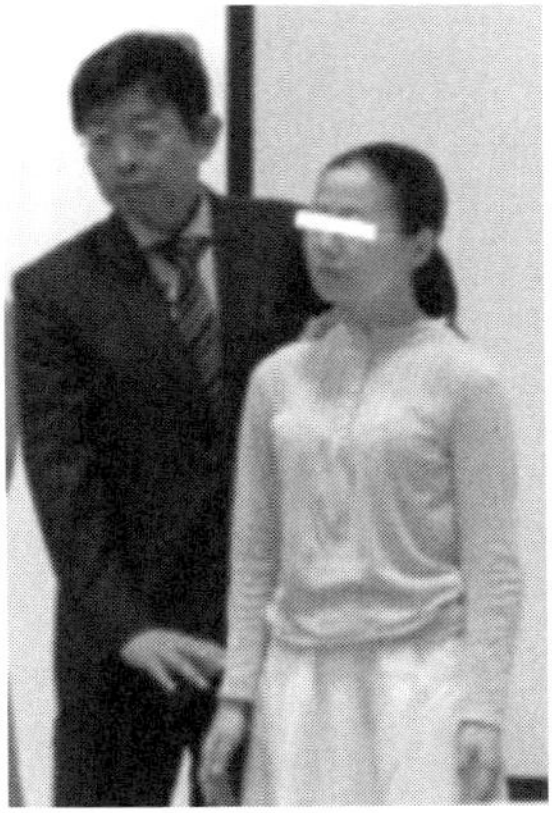

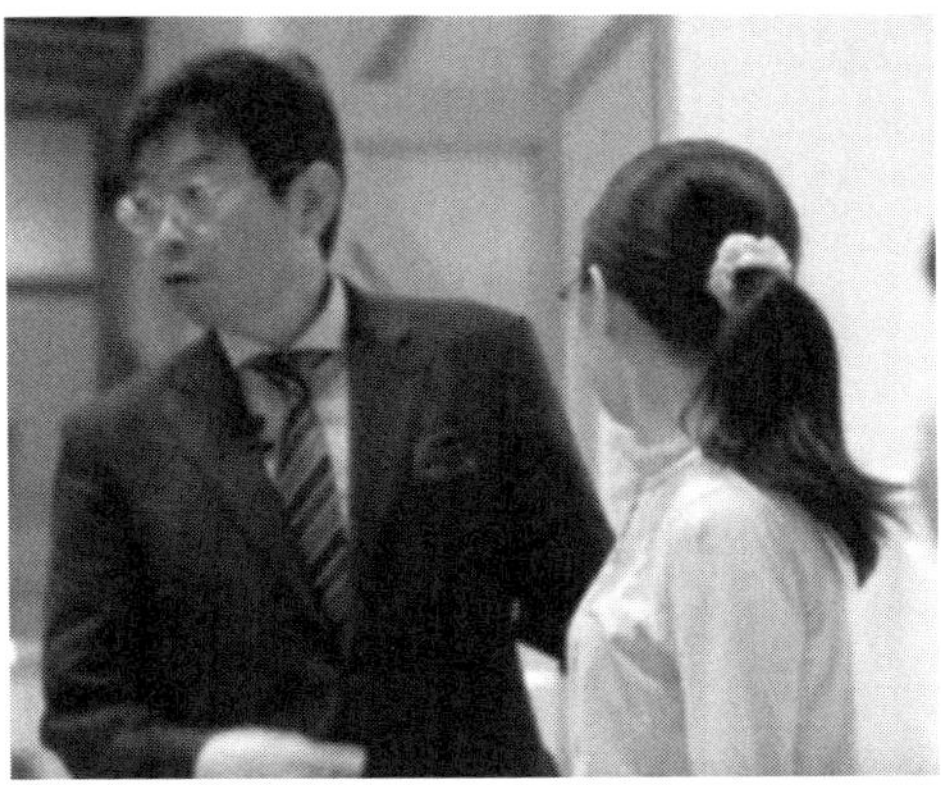

治療前（上）、本人は正面を向いているつもりだが、首がやや左に傾いている。治療後（下）、何の抵抗もなく首が右に回り、本人も感激していた。

【症例10】60代女性・Wさん
歯の細菌感染で首が回らなくなった

◎症状
・首と腰に強烈な痛みが発生、歩くことも大変に。

◎治療
5～6年前、腰のヘルニアになったときに私が噛み合わせを調整し、痛みがなくなった患者さんです。その後腰痛は消えていたそうなのですが、首と腰に激痛が走るようになったそうです。

虫歯は右上の犬歯なのですが、犬歯のあるあたりの皮膚に「クラビット」という抗生物質を貼り付けて、痛む首を動かしてみてもらいました。すると薬を貼る前より、かなり首が回るようになりました。

抗生物質は細菌を殺す役割をしますから、この薬を近づけて首の動きが良くなるということは、細菌感染が今回の症状の原因だと判断できます。早速レントゲンで確認すると、虫歯の菌が神経の管を通り、歯槽骨《しそうこつ》まで感染が及んでいるのが分かりました。この感染が首や腰の痛みを誘発していたのです。

虫歯の菌や菌の産生物質は、血液に乗って体のさまざまな場所へ飛んでいき、病巣感染といって心臓や腎臓の病気、リウマチなどの免疫病を発症する恐れがあります。極端な話、直接命に関わるような病気になることもあります。

今回は、神経の管があった場所に器具を入れてきれいに掃除をしました。酸素が細菌のある部分に届くようにして、菌の活性化を抑制しました。

来院時は一人で歩くのもままならない状態でしたが、帰りは軽い足取りになっていたので安心しました。

虫歯の菌が体の痛みを生じさせる原因になっていることは少なくありません。たかが虫歯と侮らず、全身の状態を見ながら治療できる歯科医にかかってほしいと思います。

◎患者の声

藤井先生のクリニックまでは片道2時間かかるのですが、一度の治療でたいていの痛みを取ってくださるので、遠いと思いません。これからも藤井先生には、主治医でいてもらいたいと思っています。

【症例10】

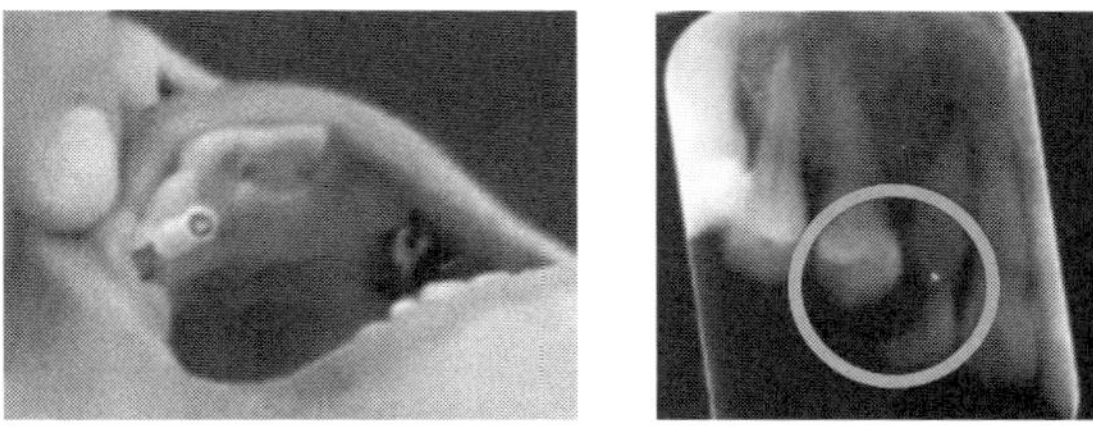

丸の部分が虫歯（右)。根元の黒くなっている部分まで菌が侵入して感染を起こしていたため、菌がいる根管を掃除し菌の活動を抑制する治療を行う（左)

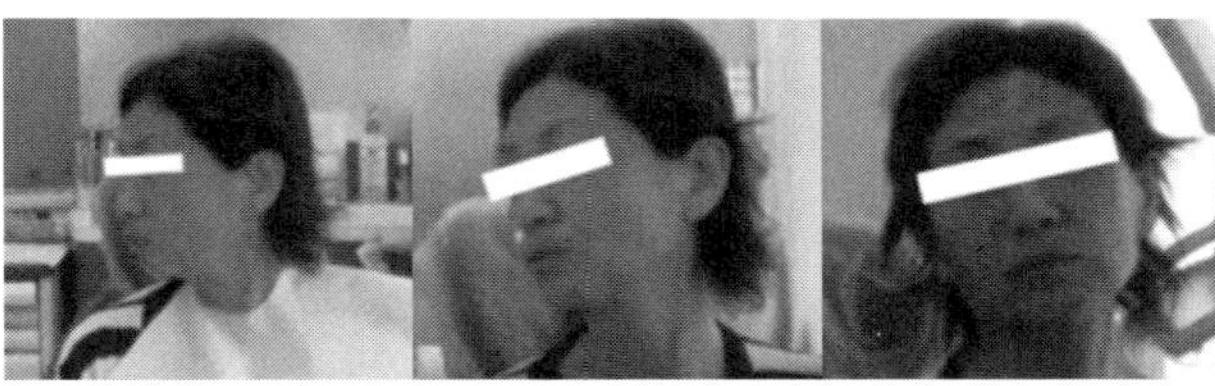

抗生物質を感染しているあたりに貼ると、つっぱり感はあるものの右側を少し向けるように。治療後、首がスムーズに右へ回るようになった(右、中央、左)

【症例11】30代男性・Tさん
起きるのもつらい胸と腕の違和感は、小さな虫歯が原因

◎症状

・胸から肩にかけて違和感があり、朝起き上がるときには一度うつぶせになって、両手で体を支えるゆっくりした動作が必要。
・腕は体の真横より後ろにはいかない状態。

◎治療

Tさんが最初に来院したときは膝が曲がらず、歩くのもつらい状態で杖をついていました。医科ではALS（筋萎縮性側索硬化症）の初期ではないかと言われていました。

体のバランスをチェックしてみると、口を開けると体に力が入らず、押されなくてもフラフラするくらい体の重心がずれてしまっていたのです。

噛み合わせを丁寧に治すと、その日のうちに膝が曲がるようになり、普通に歩けるよう

になりました。

ところが今回は、胸と肩に違和感があると言います。右の脇の下あたりがつっぱる感じで、横になった状態から起き上がるのに苦労しているそうです。口の中を見ると、右下に小さな虫歯が見つかりました。虫歯による刺激が、右の上半身に違和感を与えているようです。

まず虫歯になっている部分の歯を削りました。肩の動きを確認してもらうと、削る前に比べ痛みは消えましたが、脇の下のつっぱり感が取れていないと言います。

次は削った部分を、Tさんの体に合う材料で丁寧に埋め、固まった後凹凸がないようにきれいに整えました。

するとTさんの頬が緩み、笑顔になりました。腕を伸ばして体の横へ動かすと、胸が広がり、腕は体の横よりも後ろへ動いたのです。

これは私の推察ですが、仮に小さな虫歯であってもその虫歯にいる細菌の産生物質が象牙細管を通じて歯髄《しずい》に届き、さらには全身を巡るという病巣感染の作用機序があると考えています。

◎**患者の声**

このところ、朝起き上がるのが本当につらかったのです。肩が痛いというよりは、胸と脇のあたりに引っ張られるような感覚があって、腕をついて体を起こそうとすると筋肉が切れてしまうのではないかと思うような違和感がありました。藤井先生には膝痛を治してもらった経験があるので、今回も藤井先生に見てもらえば原因が分かるかもしれないと思い、来院しました。

虫歯が原因で、胸や腕にこれほどの違和感が出ていたとは驚きです。藤井先生の治療は、短時間で高い効果を得られるので助かっています。

※参考動画『スーパードクター9：01〜12：05』
(https://www.youtube.com/watch?v=dzFKKGTZe5Q)

【症例11】

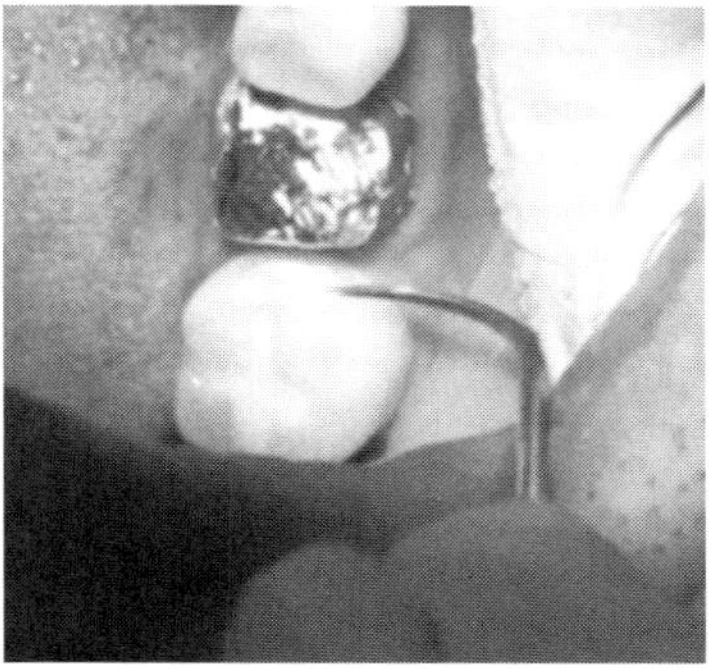

下顎第一大臼歯の隣接面にあった小さな虫歯を除去し、セメントできれいに修復した。

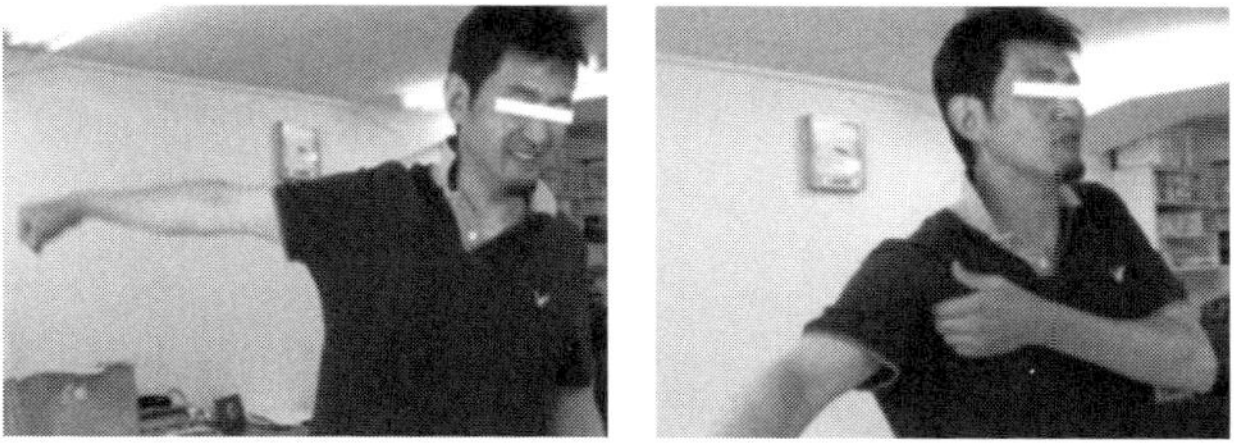

脇の下がつっぱり、胸が開かないため、腕を後ろに反らせることができなかった（右）。治療後、胸が開き、腕をぐっと後ろへ動かせるようになり、力も入るようになった（左）。

【症例12】20代女性・Tさん

歯を2本削っただけで顎関節症が完治

◎症状

- 1週間前から口が開きづらくなり、食事をするのもつらい。
- 口は指2本分も開かず、無理に開けようとすると耳の前あたりに激痛が走る。
- 首や肩の痛みに加えて頭痛もあり、生活に支障をきたしていた。

◎治療

噛み合わせを調べると、右下の歯の当たりが不快と感じていると分かりました。2本の歯をわずかに削ると、それだけで痛みが消え、さらに左上の奥歯の外面を丸めました。すると口は指3本分開くようになりました。

数日後に再度来院してもらいチェックすると、まったく痛みは戻っておらず、本人も笑顔でした。

◎患者の声

口が開けづらいと気づいたときから、口のあたりがあちこちつっぱり始め、痛みが増していきました。このまま口が開けられなくなるのではないかと不安になったほどです。

たった2本、それもほんの数秒ずつ削っただけで、以前とまったく変わらない状態に戻ったので本当に驚きました。今も問題なく、口は開けられています。

【症例12】

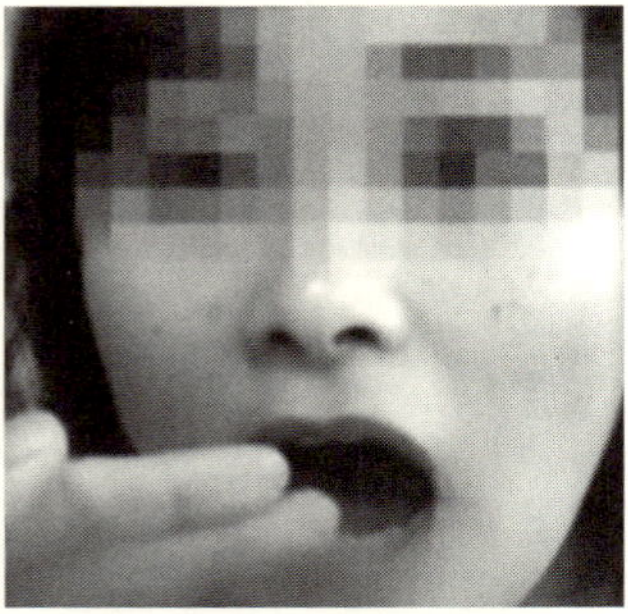

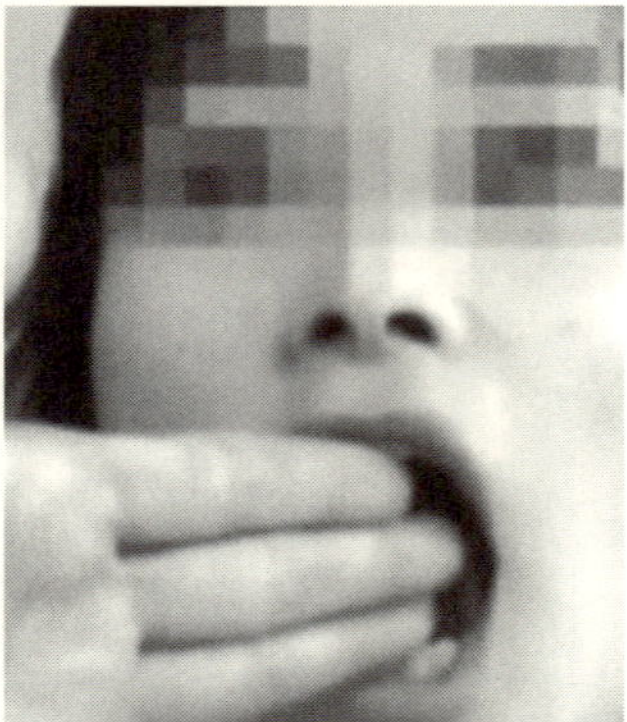

治療前（上）と治療後（下）
数秒間の治療で、ここまで口が開くようになった。

◆慢性痛を治す歯科治療　〜膝・足の痛み編〜

【症例13】60代男性・Nさん
交通事故で失った歯を取り戻し、膝と足首の痛みが改善

◎症状

・他院で作った義歯が合わず、右足の膝と両足首が動きづらくなっていた。
・ゆっくり歩くのがやっとで、外出もままならなかった。

◎治療

5年前の交通事故で自身の歯の多くを失ってしまい、他院で義歯を作ってもらっていました。しかし何度調節しても噛み合わせが合わず、食事はまともに食べられない。口の中に違和感がある。さらに膝や足首にも痛みが現れていました。

Nさんの場合も、作った義歯は見た目にはきれいでしたが、本人の口腔の状態にまった

く合っていない状態でした。最初に来院したときはほとんど歩くこともできなかったことを覚えています。しかし1本1本丁寧に調整を行ったところ、その日のうちにスムーズな歩行が可能になりました。

◎**患者の声**

交通事故のために歯を失って、最初に義歯を作ったときには、違和感ばかりで義歯をしているのが苦痛で仕方ありませんでした。少しでも楽になりたくて、何度も義歯を作ってもらった歯科医院で調整をお願いしたのですが、一向に楽にはなりませんでした。

そのうち膝と足首に痛みが出始め、歩くこともままならず、人生が暗く寂しいものに思えたものです。

しかし藤井先生に噛み合わせを整えていただくと、義歯が自分の歯のように自然になり、食事以外のときも義歯をしているほうが、体を動かしやすくなったのです。今では大好きなゴルフや海外旅行も楽しんでいます。

◎患者のご家族の声（奥様より）

主人の付き添いで来院したときに、私も肩こりや腰痛がひどいと話すと、先生が体をチェックしてくれました。

すると、子どもの頃に入れた詰め物や被せ物が体に合っていないと言われました。主人が先生の治療で、急速に良くなったのを目の前で見ているので、思い切って今まで入っていた詰め物や被せ物をすべて先生にお願いして治療してもらいました。

治療が終わると、腰痛や肩こりを感じることがほとんどなくなりました。それ以降、少しでも体調で気になることがあると、まず藤井先生の予約を入れるようになりました。歯だけではなく全身の不調の相談に乗ってくれる「かかりつけ医」だと感謝しています。

【症例13】

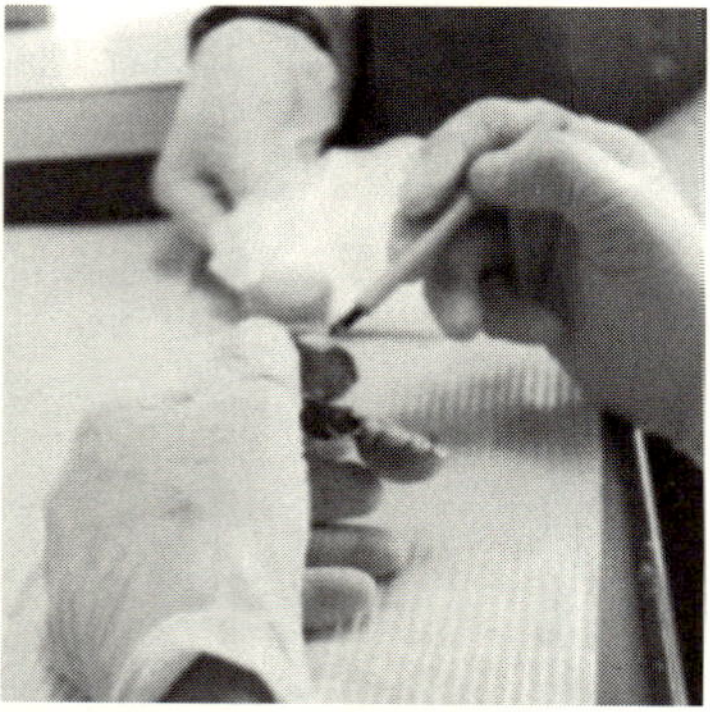

義歯の調整では高さだけでなく、粘膜や舌に触れる部分の小さな凸凹をなめらかにして、不快な刺激が脳に伝わらないようにした。

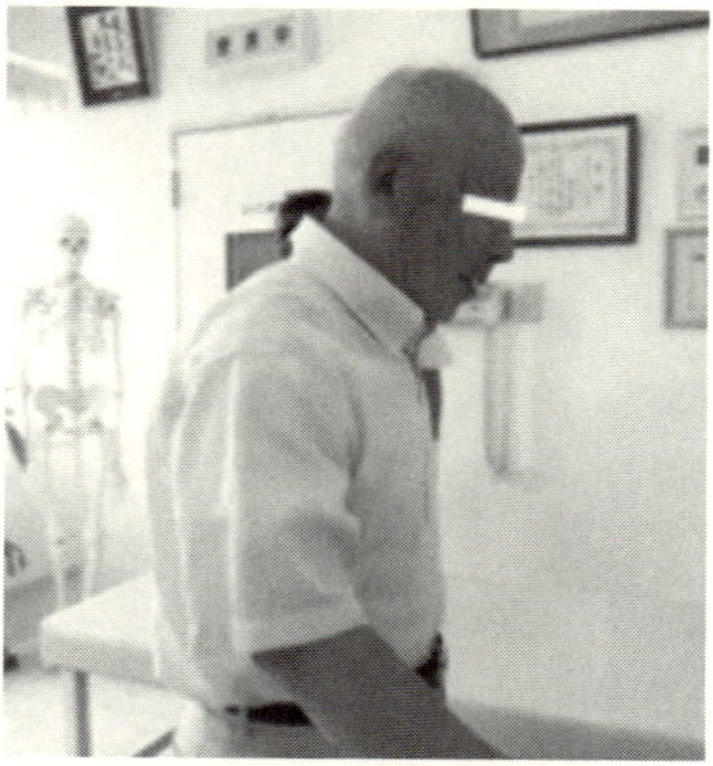

義歯の調整後、足首と膝の痛みが消えスムーズに足が前へ出るようになった。

【症例14】50代女性・Sさん
膝関節痛が、1本の歯を削っただけで改善

◎**症状**

・2週間前から右膝に痛みがあり、屈伸をするときには手で床を支えている状態。
・立ち上がるときも、手で体を支えなければならない。

◎**治療**

膝の痛みは、整形外科を受診しても加齢のためとか、体重が重すぎるからというあいまいな理由で片付けられ、湿布や鎮痛剤が処方され、運動やストレッチなどを続けるように指導されて終わり。痛みを根本的に取り去る治療を行ってもらえないことが多々あります。

しかし膝が痛いと、座る、立つ、階段の上り下りなどに支障が起き、活動的に日常を送れなくなり、運動をしようという気持ちには、なかなかなれないものです。寝たきりの始まりが膝関節痛という人もいます。膝痛に良いという健康食品はテレビショッピングの常

連。いかにこの病気に悩む人が多いか想像できます。

また実際には、加齢や体重増加が原因というよりも、Sさんのように噛み合わせが原因ということが少なくありません。

Sさんの場合も、右下の歯の咬合面を1カ所わずかに削っただけで、手で支えなくてもスムーズに屈伸ができるようになりました。痛みの原因は整形外科的な問題だけではないことに、多くの人が気づいてほしいと思います。

◎**患者の声**

2週間前から右膝が痛くなって、動作が自由にできなくなりとても不便でした。歯を1本削ってもらっただけで、手の支えなしで屈伸ができるようになり本当に驚きました。

【症例14】

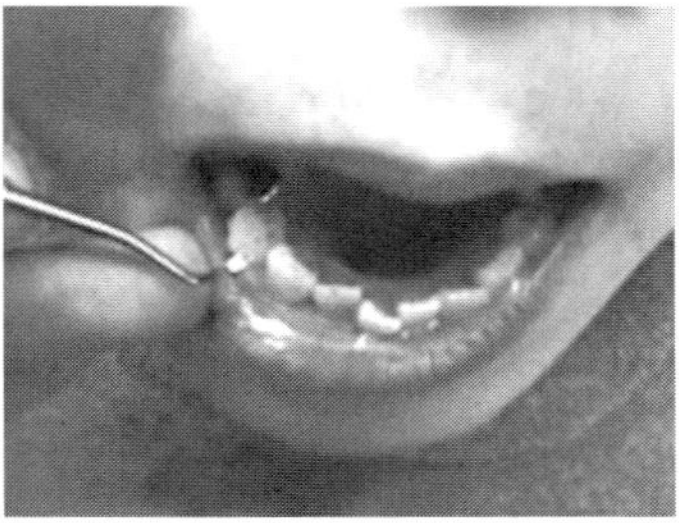

削ったのは右下の歯の咬合面の１カ所のみ。

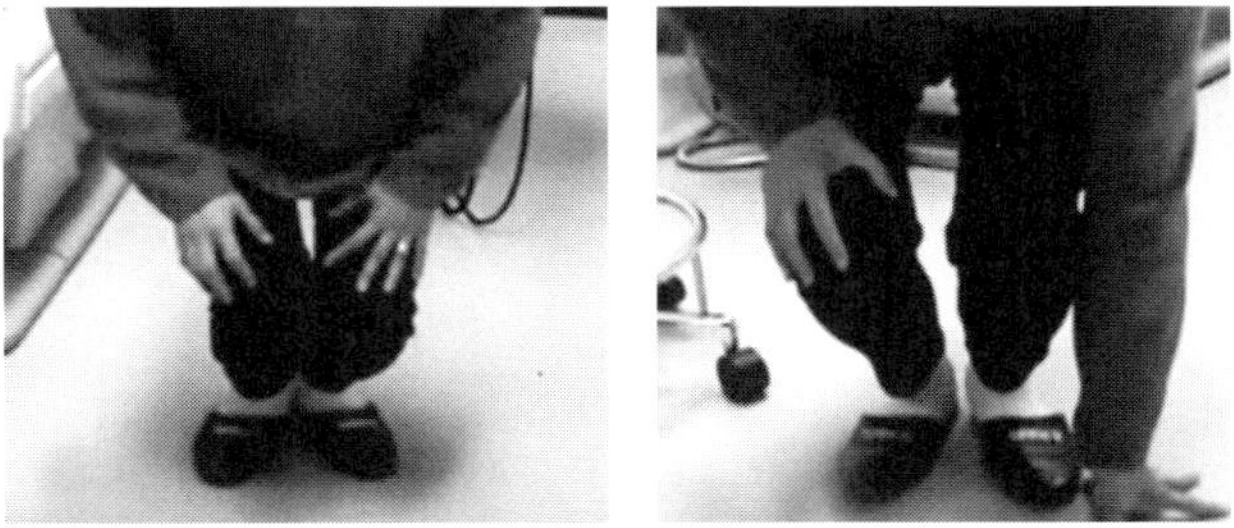

治療前（右）は屈伸をすると、途中から膝に痛みが走り、手で床を支えていた。治療後（左）は抵抗を感じることなく、スムーズに屈伸ができるようになった。

【症例15】10代女性・Aさん

歯列矯正で股関節の動きとバランスがアップ

◎症状

・バレエをしているが左の股関節が柔らかくない。また、片足立ちでのバランスも悪い。

◎治療

片足立ちでフラフラするとか、左右の体の柔軟性に差がある場合、噛み合わせが原因になっていることがよくあります。Aさんもまさにその一人。下の前歯の歯並びが悪く、口の中の粘膜に不快な刺激が発生していたのです。

Aさんに行った処置は歯科矯正ですが、彼女がバレエコンテストの予選を通過するために行ったものです。

1回目の治療では、前歯の隙間を広げるようなコイル状のワイヤー装置をつけました。

2回目の来院では、前回つけたコイル状のワイヤーは外し、へこんだように位置している

【症例15】

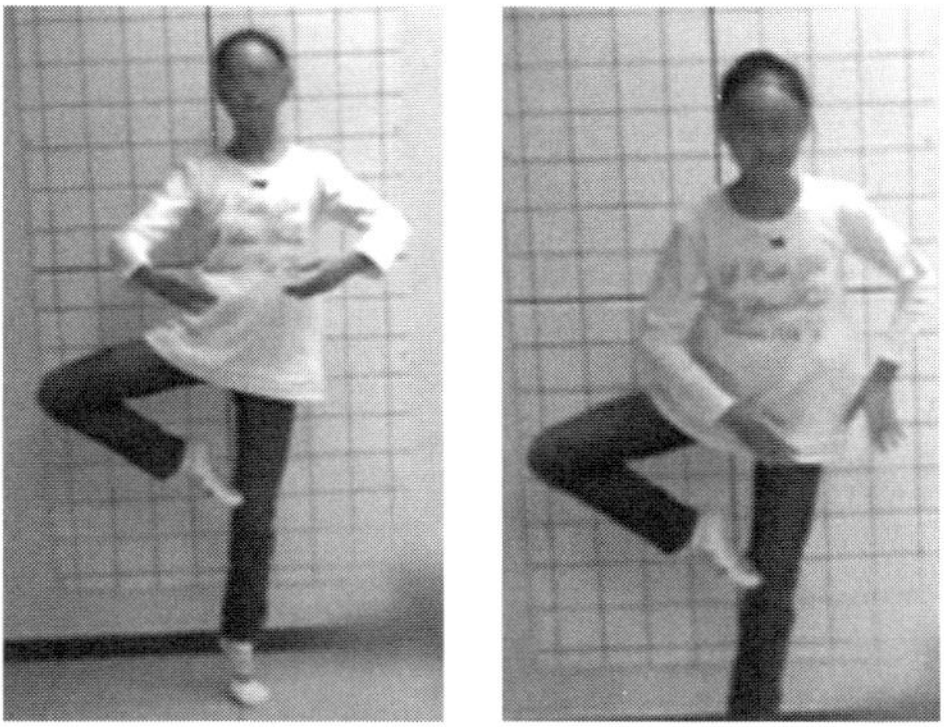

矯正器具をつけたとき（左）とつけないとき（右）では、片足立ちのバランスがまったく異なる。

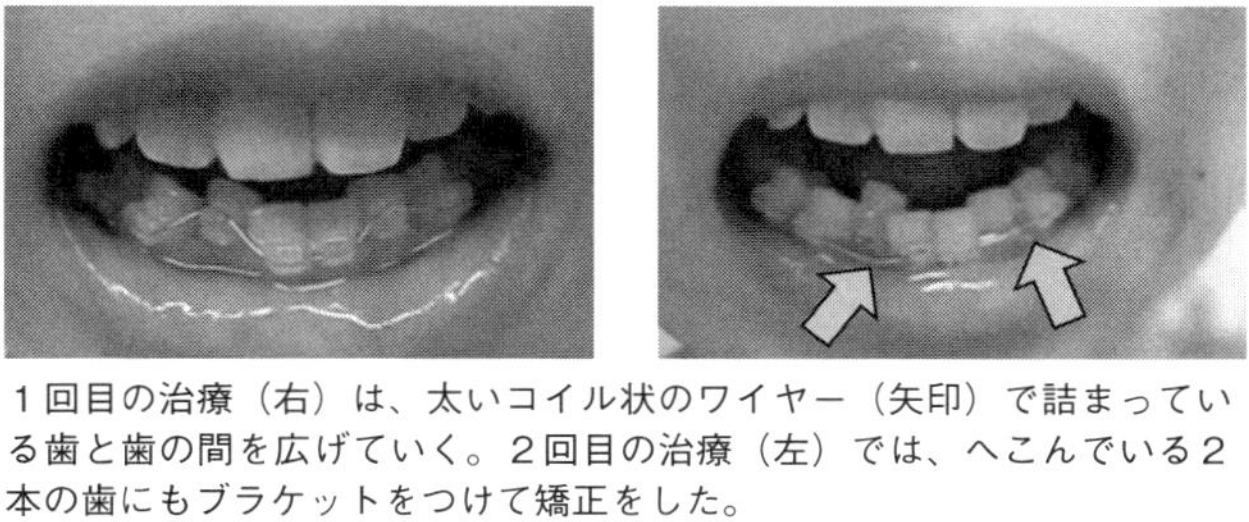

１回目の治療（右）は、太いコイル状のワイヤー（矢印）で詰まっている歯と歯の間を広げていく。２回目の治療（左）では、へこんでいる２本の歯にもブラケットをつけて矯正をした。

歯に、ブラケットをつけワイヤーを通しました。

これによって、口の中の粘膜が不快な刺激を受けることを一時的にしのぐことができます。コンテストの前日にも来院し、装置の締め具合などの調節を行ったところ、見事にコンテストの予選を通過することができました。

バレエや各種スポーツ選手で運動能力の左右差に悩んでいる選手は多いと思いますが、歯が原因となっている場合が多いのではないかと思っています。

最近、ヨガをしている患者さんが多く来院しています。ヨガのポーズでとりにくいポーズがあると悩んでいる方が多いのですが、歯の治療により、とりにくかったポーズが楽にとれるようになったというケースも多いです。

◎患者の声

バレエの指導を受けている先生から、バランスの悪さと、左股関節の柔軟性が足りないのでコンテストの予選通過は難しいと宣告されてしまいました。

矯正装置をつけた途端に、硬かった左足の股関節が柔らかくなりとても驚きました。

また片足で立つバランスも苦手だったのですが、装置をつけると、不思議なくらい安定して立つことができました。おかげでコンテストの予選に通りました。藤井先生には感謝しかありません。

【症例15】

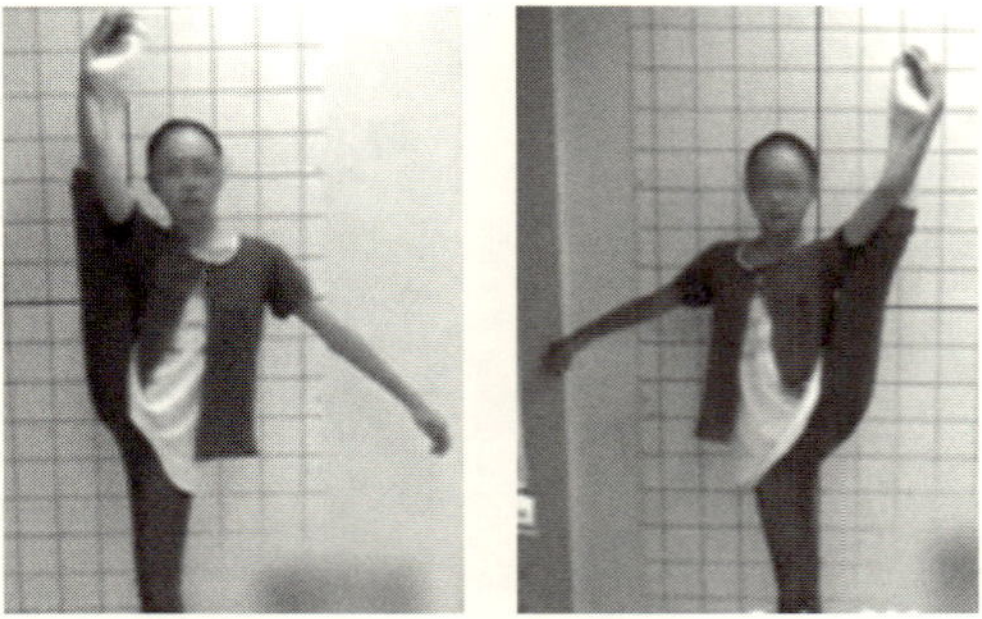

治療前、左足は右足に比べて上がりにくく、写真のところまでしか上がらない。

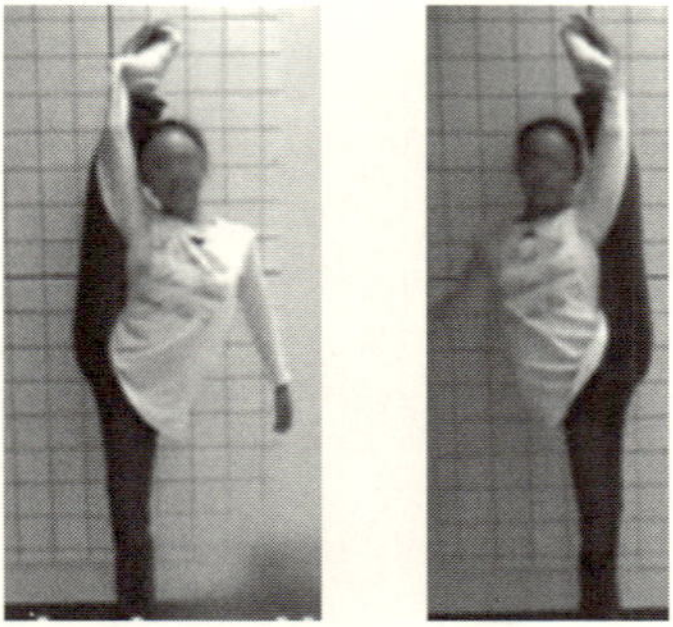

治療後、矯正器具をつける前に比べると、両足とも股関節が柔らかくなっているのがわかる。

★医療ライターがレポート！　目からウロコの慢性痛治療③

脱臼後、上がらなかった左腕がスーッと真上へ伸びた

本来、治療の前に問診があるものだが、今回は私から先生へ、体の不調について情報提供はしない。先生が私の体や口の中を見て、不調を見つけ、慢性痛を改善するのが目的である。

さて、ここで先生は私の口の中を改めてチェックし始めた。そして右上の歯の裏側と、その付近の歯茎をキュッキュッと数回こすったのだ（写真6）。

「右の下半身はかなりつらいと思うのですが、その前にちょっと試したいことがあります」

そう言うと、改めてベッドに寝るように指示し、こう聞いてきた。

「Kさん、今まで左腕を真上まで上げること、できていましたか？」

このとき私は本当に驚いた。10年前にコンクリートの階段から転げ落ちて、左肩を脱臼

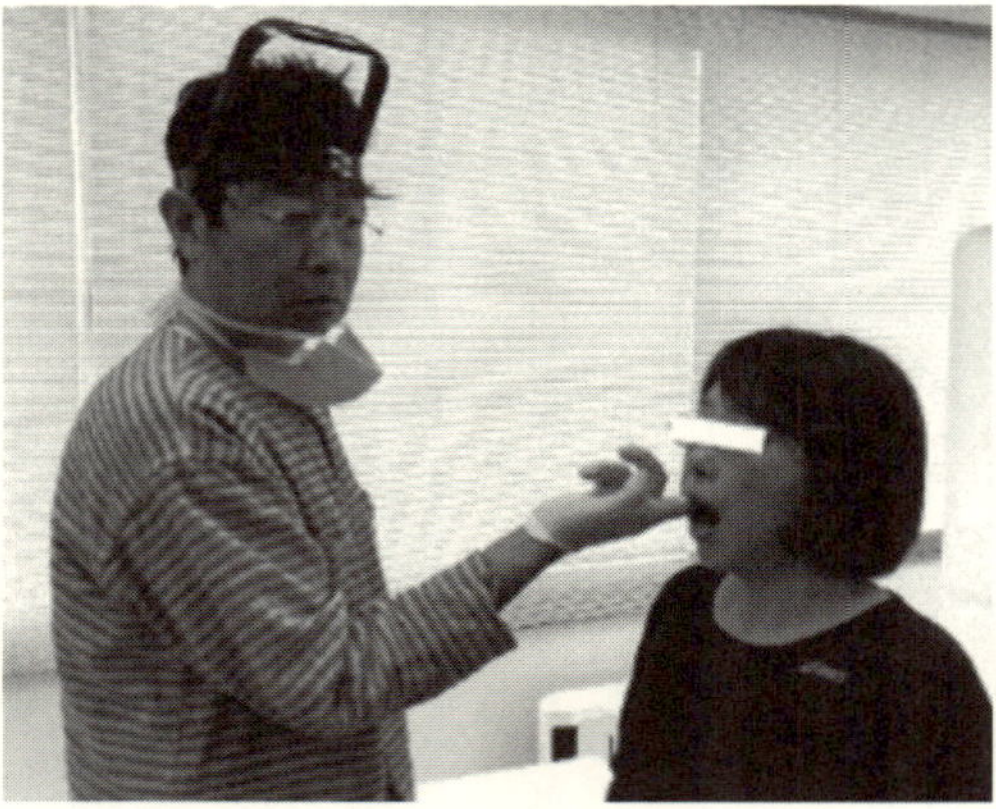

写真６　右上の上の歯の裏側と歯ぐきを先生が数回こする。
脳に刺激を送っているらしい。

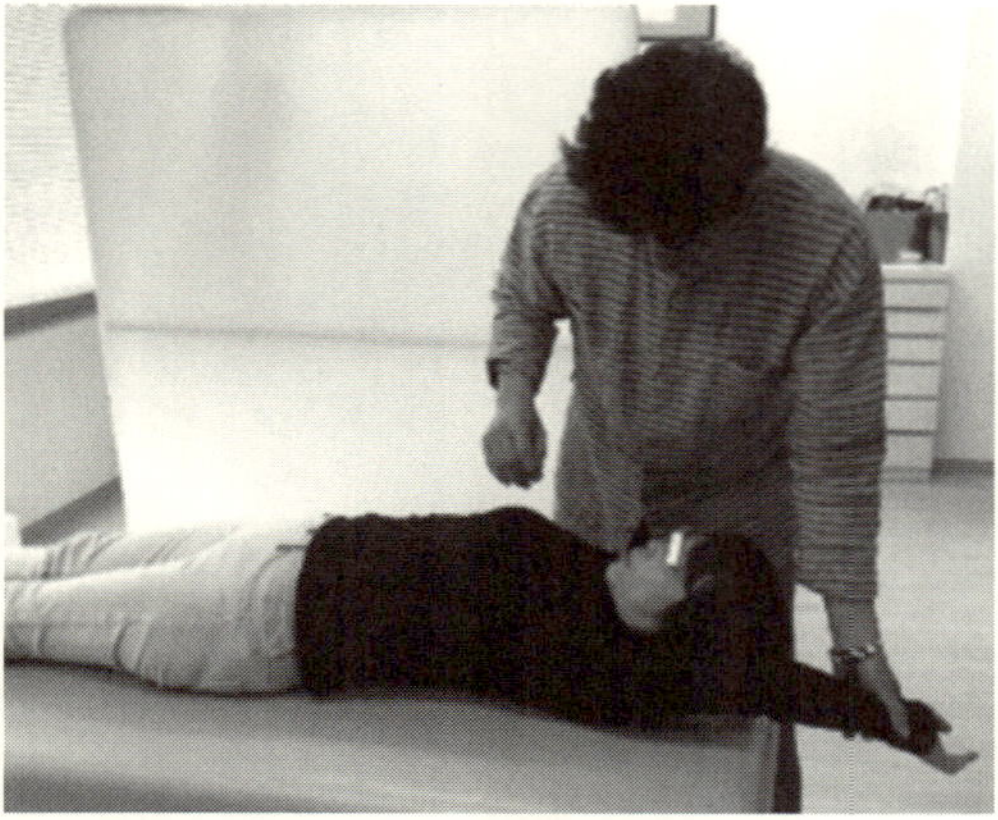

写真７　10年間上がらなかった左腕が、真上より遠くまで上がった。
痛みも違和感もまったくない。

した経験があり、それ以来、左腕を真上まで上げることができなくなっていた。痛みがあるわけではないが、肩が回らずに、真正面を向いたときに指先が見える範囲までしか腕が上がらないのだ。そのことを先生に話すと、

「では、ゆっくり左腕を上げてみてください」

ベッドに寝たまま恐る恐る腕を上げていくと、どこまでも上がる。耳の横に腕がついた。

「もう少しいけますよ」

先生が私の手首を持って、少しサポートしてくれると、肩に負担がかかることなく、背中が伸びて腕が真上よりさらに遠くへ上がっていった（写真7）。

これには本当に驚いた。もう一生、左腕は上がらないと諦めていたのに。しかも今回の慢性痛の話とは関係ないので、肩を治してもらうつもりはなかったのだから。

「右上の歯に出っ張りがあるのです。これが刺激になって脳に伝わっているのです。脱臼のときに痛みや恐怖を、右上の歯の刺激が脳に思い出させているのです。この後、歯をほんの少し削っておきます。そうすれば肩はいつでも上がるようになります」

実際この後ほんのわずかに上の歯の裏側を削ってもらった。それ以降、私の左肩は脱臼

する前の状態に戻っている。

ブリッジが腰痛の原因だったことがはっきりした

いよいよ、腰痛の治療に入っていく。

まず、右下のブリッジである。ブリッジは外してしまったほうがよいというのが先生の判断である。しかしブリッジを外してしまったら、まだ自分の歯の根元が残っているのに、その歯は抜けてしまう可能性があると、以前かかりつけの歯科医に言われている。

「Kさんの場合、土台が残っている歯を、1本手前の健康な歯で支えている状態です。つまり中央側にある歯が、右外側に常に引っ張られている形です。相当な負担がかかっていますから、当然噛み合わせにも影響しています。ブリッジを入れてから、下顎全体が右に引っ張られて全身もゆがんでいるはずです。

そしてその右側に引っ張られた感覚は、常に脳に送り続けられていますから、脳は右半身がやばいぞと勘違いしているのです。先ほどブリッジの部分を触っただけで、股関節が柔らかくなりましたよね。もしこのブリッジを外せば、脳へ不快な刺激が送られなくなりますし、立ち上がったとき、座ったとき、横になったとき、そのいずれでも噛み合わせが良くなり、坐骨神経痛はかなり楽になるはずです」

しかしブリッジを外した後はどうなるのだろう。

「噛み合わせをチェックしながら、歯がないままでもいけるのか、義歯を入れたほうがよいのか考えていけばよいでしょう。いずれにしてもこのブリッジをしている限りは、坐骨神経痛はなくなりませんよ」

先生にそう言われ、自分の歯科治療歴を思い出してみた。そして驚くべきことに気づいた。右足に冷たい風が当たるように感じたとき、それは右下の歯のブリッジ治療をした数カ月後のことだったのだ。

先生の話が、私の歯科治療と腰痛の歴史にぴったりと当てはまった。

足指が動く！　坐骨神経痛も消えている

今後ブリッジを外すことを前提に、今日はブリッジを外した状態に近い噛み合わせになるよう治療をしてもらうことになった。

ブリッジの金属を少しずつ削る。削ると立ち上がってバランスを見る、ベッドに横になって体の柔軟性を見る……。何度も何度もそれを繰り返した。

「こんなものでしょう。ブリッジが入っている以上、ここが限界です」

さて、体をチェックしてみる。

肩甲骨周りがすっきりして、今まで回りにくかった首がスムーズに動く。特に以前は首を左側に回すのがきつかったが、真横までスムーズに回るようになった。

腰はどうだろう。さっきまでお尻から、太ももの裏、ふくらはぎまで鈍痛があったのに、嘘のように消えている。そして何より驚いたのは、足首から先に力が入るのだ。ここ5年くらいはスリッパやサンダルで階段の上り下りができなかった。1、2段目で脱げてしまい、転びそうになるのだ。それが足首から先に力が入らないせいだというのは、自分でも自覚していた。スリッパをはいて試してみるが、脱げずに歩ける。小走りしてみたが脱げない。

横になった状態で、足首をグッと伸ばしてみる。歯を削ってもらう前は右足首は固まったように伸びなかったが（写真8）、今は両足が同じくらいに伸びる（写真9）。

そして、足の指を広げたい衝動にかられた。これまで、整骨院の先生やピラティスの指導者から、足の指を広げる練習をしなさいと何度も言われてきた。お風呂で指と指の間を広げるストレッチをしたり、5本指ソックスを試してみたりしたが、足の指を広げると胸がムカムカして気持ち悪くなっていた（写真10）。たぶん足の指を広げたくない体のバランスだったのだろう。それが今は、自分から足指を広げたいと思うのだ（写真11）。

治療前後で、右足の指がどれくらい動くようになるのか、力が入るようになるのかも試してみた。フェイスタオルを足指の力だけでたぐりよせること10秒間。治療前は、指に力が入らないためタオルを足の指でつかむのが厳しかったが、治療後はしっかりタオルをホールドできるようになった。

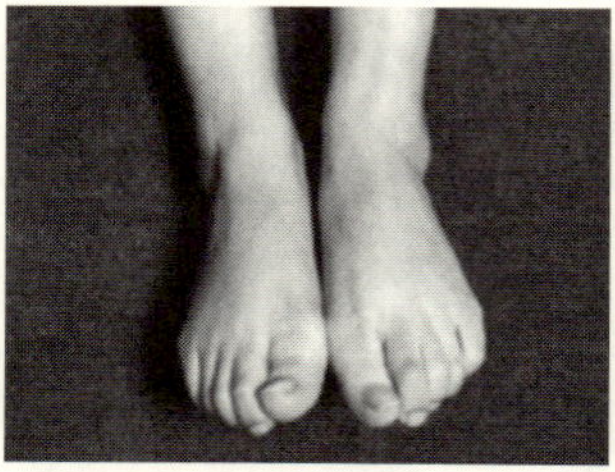

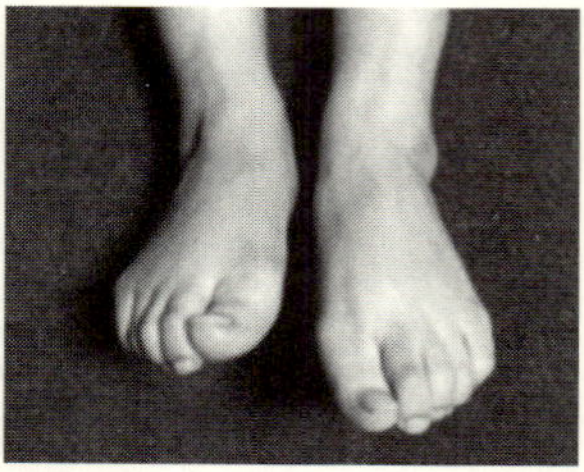

写真８（右）坐骨神経痛のある右足首を伸ばそうとしても固まって伸びなかった。

写真９（左）治療後は両足の足首が同じくらい伸びるように。

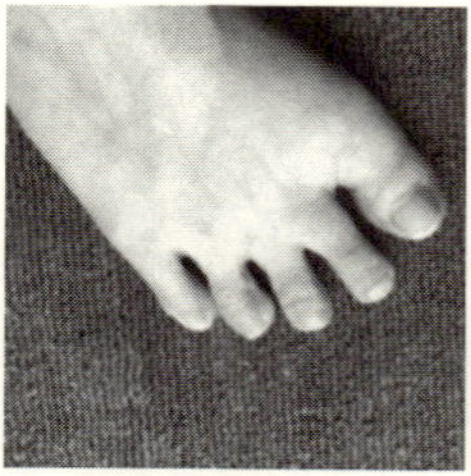

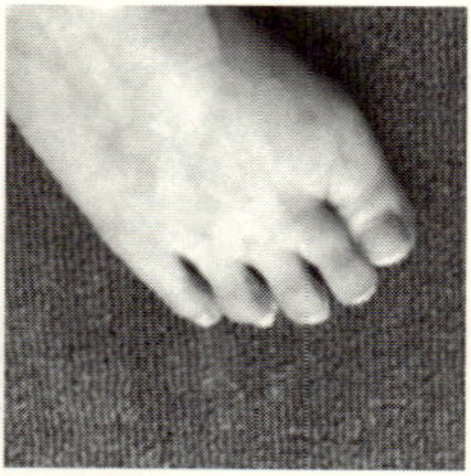

写真10（右）足の指を広げようとしても曲がって丸まってしまい、指全体が床につかない。

写真11（左）足でパーができるほど指が開いた。指が床にぴったりつく感触を久々に味わった。

［第4章］

「口腔内」が関係しているのは「痛み」だけではない。認知症、ALS、パーキンソン病……。脳神経系の病気も歯科に行きなさい

脳に近い口腔からの刺激が全身に大きな影響を与えている

虫歯も歯周病も、噛み合わせも歯科材料も、最終的には脳への刺激にたどり着きます。口腔の刺激が三叉神経を通して脳へ送られることで、全身疾患や慢性痛が起きているとすれば、歯科治療を丁寧に正しく行うことが、症状改善の近道だと気づくはずです。

ただし、もちろんすべての病気や慢性痛の原因が、歯や口の中にあるわけではありません。骨や筋肉に疾患があって痛みが消えないこともありますし、介護職で腰に負担が強くかかっている人などは、筋肉の疲労や関節の炎症が原因の可能性もあります。

私のクリニックに来院する患者さんの中にも、口の中にはまったく問題のない人もいます。そういった場合には、その人の症状を緩和できる診療科を紹介するようにしています。このとき歯科医として重要なのは、原因をある程度特定してあげられるスキルを持っているかどうかです。

例えば、慢性的な股関節の痛みで歩けないという男性がいました。口の中を見ても、問題はなさそうでした。しかしベッドに寝てもらい、体の左右のバランスをチェックしてみると、左半身の動きにひっかかりを感じたのです。患者さんに「左半身に病気やけがをしたことがないか」聞いてみると、左腕を骨折した経験があり、金属製のボルトが入ったままだということが分かったのです。

これまで述べてきたように、私は慢性痛の原因として脳への「不快な信号」があると考えています。金属ボルトは本来、体内に存在するものではありません。異物があるということは体にとっては不自然な状態です。ですから、体内にボルトが入っている人の脳では何からの信号を受け取っていると考えることができます。事実、体内に金属がある、あるいは金属を身に付けている人は電磁波の影響を受けやすく、体調不良を起こしやすい傾向にあります。

先ほどの患者さんに、私はすぐにボルトを除去するよう助言したところ、後日、手術を終えて股関節が自由に動くようになったと報告に来てくれました。

脳に良い信号を送る治療「脳歯科」理論とは

口腔内の治療を行うだけで痛みやアレルギーが消失する根本には、3章でも解説したとおり、三叉神経でつながった「口と脳の強い結びつき」と、歯科治療が「小脳や迷路系の血流を改善する」点にあると私は考えています。

この理論を分かりやすく表現する言葉として、最近は自身の治療を「脳歯科」と呼ぶようにしています。歯や噛み合わせの治療によって、脳に良い信号が届けば、脳機能は必ず改善します。アルツハイマー病は、記憶をつかさどるといわれる「海馬」や感情をつかさどるといわれる「扁桃体」と呼ばれる部分で炎症物質が増えるために記憶障害などが起きるといわれていますが、三叉神経から良い刺激が送られてくると、有害な炎症物質を食べてくれるような物質が放出されると思われます。

ですから、認知症で意思疎通がまったくできなかった人が会話できるようになり、アナログ時計が読めるようになることすらあるのです。

こうした事実があるというのに、「脳歯科」の理論に対しエビデンスがないという理由で否定する人がいます。本当はエビデンスがないわけではありません。EBM（Evidence Based Medicine）の原文を読めば、これまで皆様に紹介させてもらったような症例報告であってもエビデンスなのです。またEBMの原文には「エビデンスのない治療をしてはいけない」とはどこにも書かれていません。それにも関わらず、日本ではエビデンスという言葉を利用して、革新的な治療法を抑え込む傾向があるのです。

どんなにすばらしい治療法であっても、一例の症例報告から始まるわけで、エビデンスのレベルは低いものです。エビデンスレベルが低いからといって、その治療法を否定してしまっては、新しい治療は普及しません。

誤った治験で選ばれた治療法だけが世に蔓延している事実

新たな薬の使用許可を出す際に行われる、大規模な治験についての問題点も挙げておかなければなりません。

新薬の承認を得るには、同じ病気を持った人たちを二つのグループに分け、薬の効果を試し、そのデータを国に示す必要があります。「新薬を使ったグループ」「プラセボと呼ばれる偽の薬を使ったグループ」で、病気の経過がどうなるかを調べるわけです（ランダム化比較試験）。新薬を使ったグループに治療効果の優位性があれば、その薬は科学的な根拠のある薬として認められることになります。

しかしこの治験には、大きな誤りがあります。

それは「新薬を体の近くに置いたグループ」の調査を行っていない点です。

そこには薬は体内に入らなければ絶対に効かない、体のそばに置いただけでは効くはずがないという認識があります。

とても簡単な話なのですが、ゆっくり眠りたいときに大音量のロック音楽が流れていたら、皆さんは心地よく眠れるでしょうか。静かなヒーリングミュージックのほうが眠りにつきやすいと思います。好きな香りのアロマをたけばリラックスできますが、嫌いな匂いが感じられると不愉快な気持ちになる人が多いはずです。

形のない音や匂いなどによっても、私たちの脳は刺激を感じ、体の反応が誘発されます。それはこの世のすべてに「波動」があるからです。音、匂い、光など、物体としては存在しないものであっても、それぞれに固有の波を持っていて、その波が私たちの体に共鳴することで私たちは心地よさや不快さを感じています。

薬にももちろん波動があり、本来は口から飲まなくても、体に近づけるだけで、私たちの体の細胞と薬の波動が共鳴することで薬効を得ることができるのです。

薬を体の近くに置くことで起こる変化（SLRテスト）

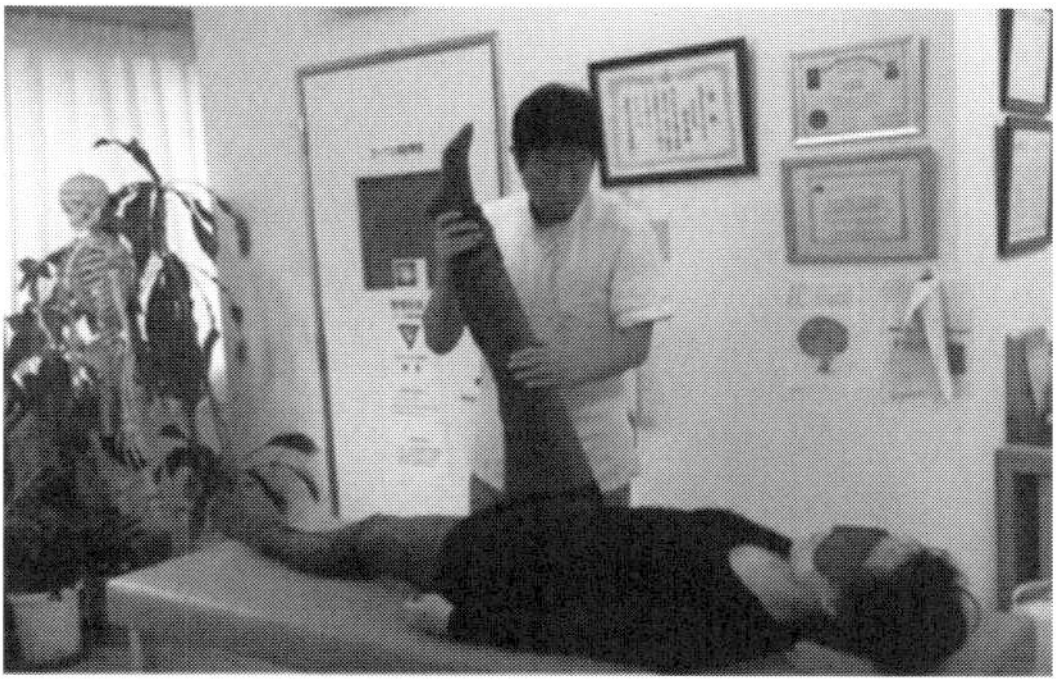

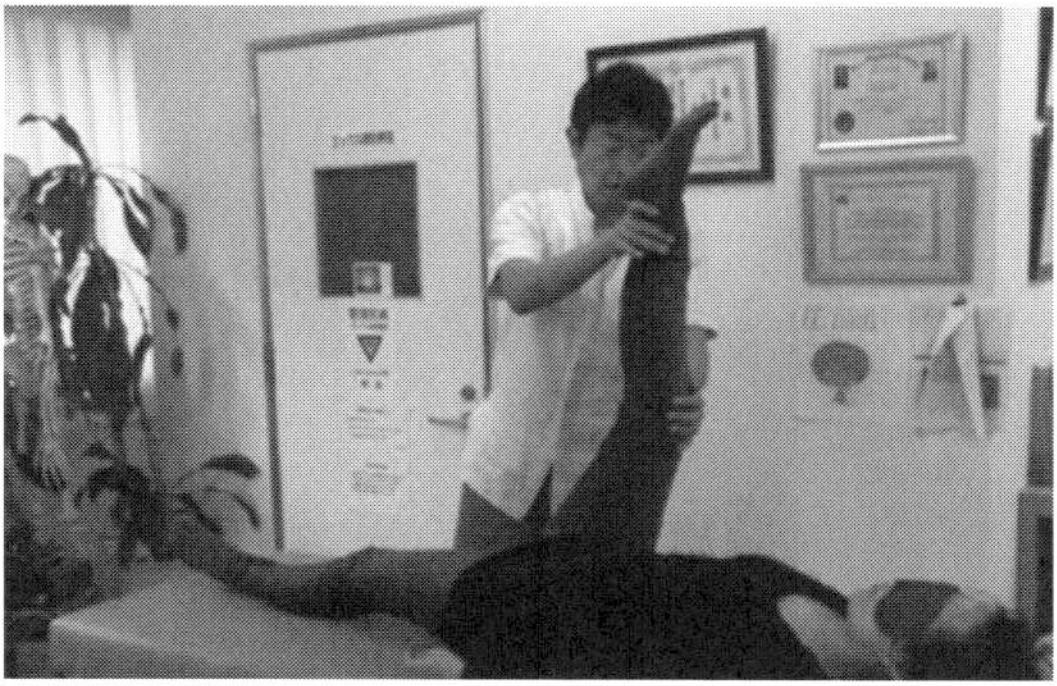

写真（上） 体の近くに薬を置く前は、右足に痛みがあるが
写真（下） 薬を置いた後は、痛みが出ない。

腰痛の患者さんの背中に鎮痛効果のある漢方薬を貼っただけで痛みが和らぎ、柔軟性が増すことは、治療の中で私は何度も見てきています。今回、医療ライターのレポートでは胃腸薬を胸に貼り付けただけで、胃腸の動きが良くなった体験談も語られています（194ページ参照）。

ですから薬の治験をするならば、「新薬を体の近くに置いたグループ」を追加しなければいけないのです。

中には薬を飲むよりも、薬が近くにあるだけのほうがより高い効果を得られる人もいますし、薬を飲んだ量が多過ぎて効いていない人もいます。薬との相性を見極めて、飲ませるのか、そばに置くだけにするのか、量はどのくらいにするかを決めなければなりません。それには、O-リングテストを利用するのが有効だと私は考えています。

体に有害だと分かっているのに禁止されない充填材料「アマルガム」

口腔からの不快な刺激が脳に伝わり、多くの慢性痛が起きているわけですが、原因の分からない難治性疾患の痛みや、その他の症状についても、歯科治療が大きく関わっている場合があります。顕著な例として、歯の治療に使う材料による全身への影響を挙げなければなりません。

例えば1970年代に詰め物の歯科材料として主流だった「アマルガム」。詰めるときには柔らかく、詰めた後は隙間なく頑強に虫歯の穴を修復できると大変重宝されてきたのですが、体への悪影響は計り知れません。

正式には「歯科用水銀アマルガム」という名称で、銀・スズ・銅・亜鉛、水銀などが含まれる合金です。中でも有毒な水銀の比率は50％と高い含有率になっています。

アマルガムは我が国の法律では毒物に指定されています。

アマルガムは、毒物及び劇物指定令（昭和四十年政令第二号）第一条第十七号の「水銀化合物を含有する製剤」に該当し、毒物及び劇物取締法（昭和二十五年法律第三百三号）第二条第一項に規定する毒物である。

厚生労働省も日本歯科医師会も、アマルガムは安全であると主張していますが、もしそうだとすれば安全な毒物が存在するということになり、論理的に矛盾します。

またアマルガムは、含まれる口の中で腐敗しやすいという特徴を持っています。唾液や食べ物との化学反応でも腐敗しますし、食べ物を噛むときに発生する摩擦熱が水銀を蒸発させることもあります。それらが体内に入ると、内臓や脳に蓄積され、神経疾患、アレルギー性皮膚炎、金属アレルギー、難病などが発症する健康被害が多数報告されているのです。

それにも関わらず、いまだにアマルガムは歯科治療の材料として国の認証を得ています。かつて建築資材として使用されていたアスベストの健康被害が分かり、多くの建物が改修工事を行ったことは記憶に新しいと思いますが、国はアマルガムが有害だと分かっていながらNGを出しません。

ちなみにイギリス、スウェーデンではアマルガムを歯科材料として使用することを禁止していますし、アメリカではアマルガムに関連する訴訟が後を絶たない状況です。

体によくない材料は、アマルガムだけではありません。

例えば保険治療で多く利用されている「金銀パラジウム合金」という金属がありますが、

その危険性からドイツの保健省は２０００年以前に、幼児と妊婦にパラジウム合金は使わないように勧告しています。

インプラントや被せ物、義歯の金具が電磁波を集めるアンテナに

ここ10年くらいで、電磁波の影響で体調を崩していると思われる患者さんが激増しています。特に症状が強く出ている人の口の中を調べてみると、インプラント、被せ物、義歯が入っていることが多いことに気づきました。そこで私は、一つの仮説を立てたのです。

口の中にある歯科材料が体に合っていない場合、電波を集めるアンテナの役割をしているのでは……。

試しに体と合わない金属が入っている人の顔にアルミ製の袋を被せてみると、携帯電話を近づけても、体がフラフラするようなことはなく、電磁波の影響をシャットアウトできることが分かったのです。アルミホイルには電磁波を遮断する効果があります。アルミホイルでスマホを包むと、圏外になって通話やインターネット接続が困難になるのです。

次ページの写真は、近くに携帯電話を置いて前屈をした様子です。何も対策をせずに前

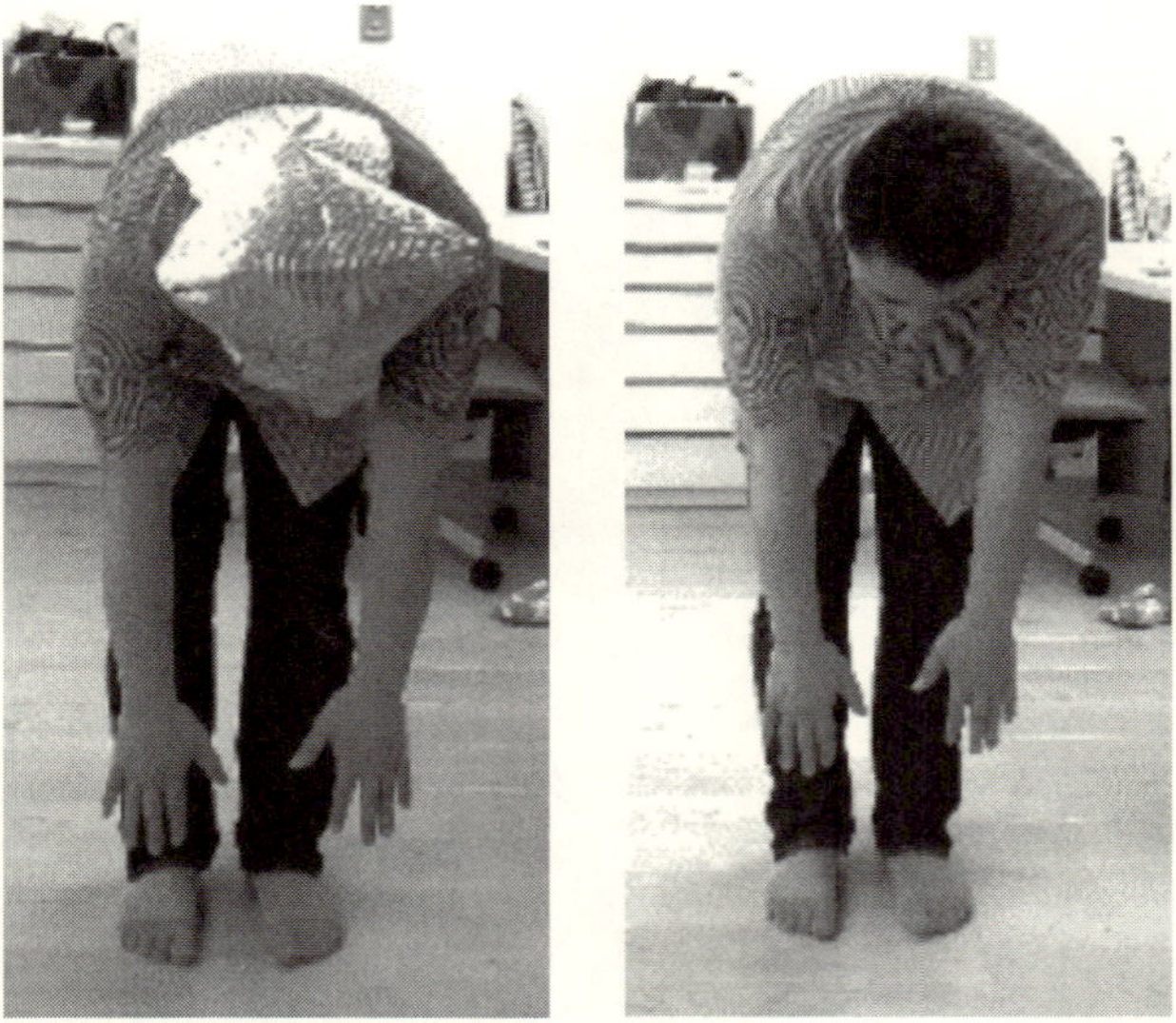

すぐ近くに電源をいれた携帯電話を置いてある。普通に前屈をしたとき（右）よりも、頭にアルミの袋を被ったほうが、柔軟性が高くなっている（左）。

屈をすると、手と床の間に15センチほどの距離がありました。しかし頭にアルミ製の袋を被せると、10センチほど床に手が近づいたのです。体の柔軟性は全身状態を判断する指針の一つです。簡単にチェックできるので、皆さんも試してみるとよいでしょう。

もしアルミの袋を被って柔軟性が高まるのであれば、口の中や頭部の何かが電磁波を集めるアンテナの役割をしている可能性があるのです。

ちなみにWi-Fiの飛んでいる環境では、一層強い電磁波が私たちの体に影響を与えます。家庭内ではパソコンや携帯電話を使用する際にだけルーターのスイッチを入れるとか、LANケーブルをつないで使用するといった方法が望ましいでしょう。私のクリニックでは、パソコンにはLANケーブルをつなぎ、Wi-Fiを24時間飛ばし続けることはしません。

街中の無料Wi-Fiスポットなどは、多くの人が利用するためにかなり強い電磁波を発生させています。便利なスポットではありますが、口の中の歯科材料の良し悪しをチェックしていない人は、できるだけ避けたい場所です。

もう一人、歯の被せ物と電磁波の影響についての症例を紹介します。

50代女性のMさんは、おじぎをするのもつらいほど腰を曲げることができず、暗い表情で来院されました。地元の開業医を受診したものの原因は分からず、症状が改善することもなく歩くのもやっとの状態です。

噛み合わせをチェックしても特別問題はありません。そこで過去に歯科治療を施している部分を見ていくと、右上の歯の被せ物（クラウン）の材質がMさんの体に合っていないという反応が見られました。

被されていたクラウンは、保険適用範囲で作られたものでした。そこで金合金で新たにクラウンを作成。完成したクラウンを装着する前に、Mさんの足元に置いて体の状態をチェックしてみることにしました。

すると足元に置いただけで、体の柔軟性が戻ってきました。しかし足元に置いたクラウンにアルミホイルを被せると、再び前屈ができなくなり、Mさんも「腰が痛い」と言い始めました。

クラウンを装着すると、さらに柔軟性が良くなり、腰の痛みはほぼ消えてしまいました。

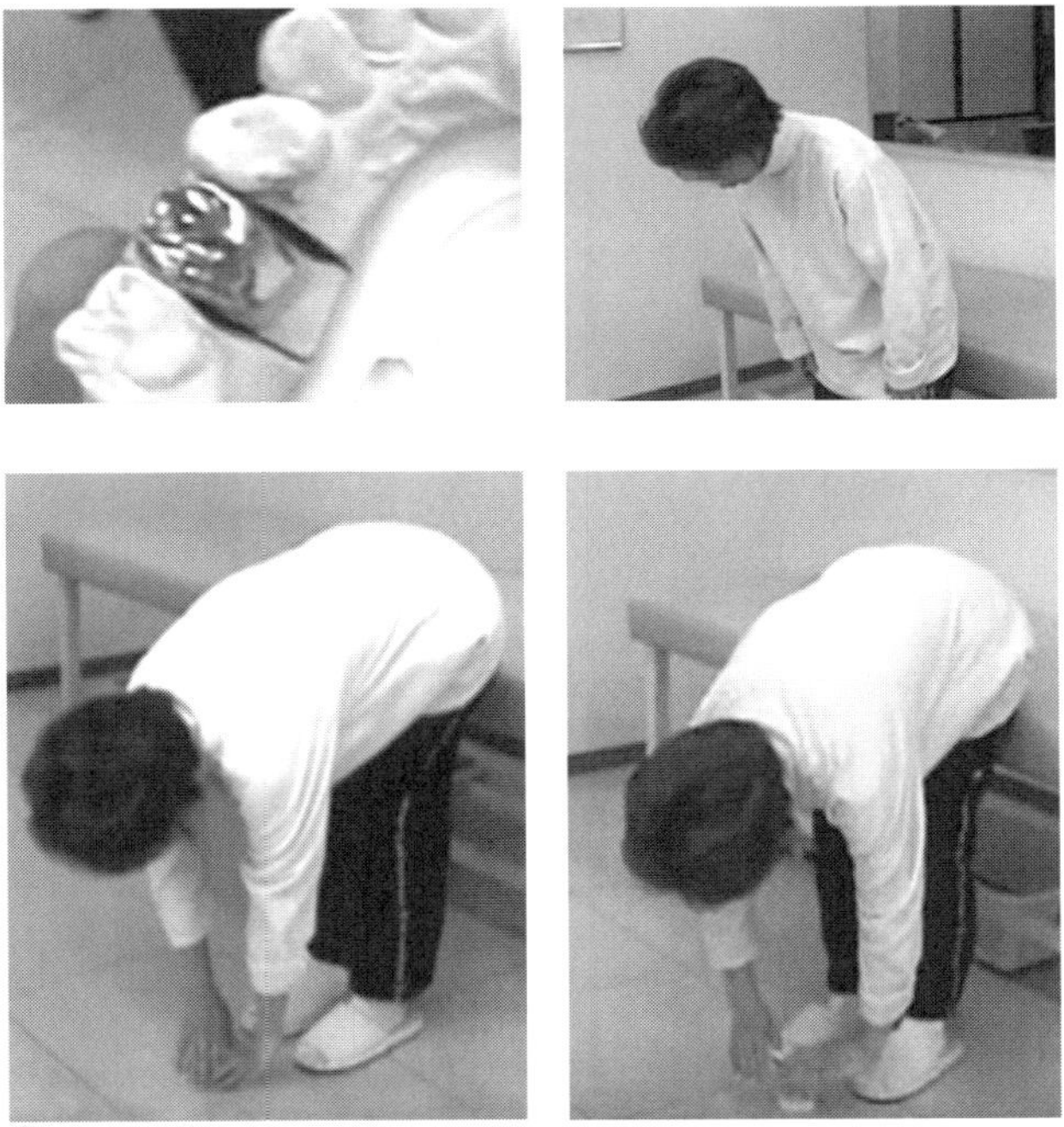

治療前（上右）と、新しい被せ物（上左）を足元に置いたとき（右下）、新しい被せ物を装着した後（左下）では、柔軟性が明らかに変わっているのが分かる。

こうした症例は何度も目にしていますが、作用について科学的に証明せよと言われても困ります。物質の持つ固有波動が体に影響していると思われますが、今後の研究課題です。

電磁波に囲まれた現代の生活が慢性痛を生む

私が最初にそのことに気づいたのは、もう25年近く前のことになります。

ひどいアトピー性皮膚炎に悩む20代の女性が来院したのがきっかけでした。彼女は皮膚科に何年も通っていましたが、一向に症状が改善せず、歯に原因があるのではないかと相談に来たのです。

話を聞くと、ある地方都市の病院に入院して食事療法を中心とした治療を行っている間は、症状がはっきり改善されたものの、退院して自宅へ戻ると、同じ食事をしてもアトピーがぶり返してしまったというのです。病院と自宅の環境で違うことはないかを詳細に聞き取っていくと、病院は携帯電話が禁止だったと言います。そこで患者さんにバッグから携帯電話を出して電源を入れてもらいました。すると患者さんはフラフラと体が揺れ、倒れそうになったのです。

明らかに電磁波の影響を受けていると思われました。2004年には「携帯電話の電磁波でアトピーが悪化する」という趣旨の論文を、アトピー治療で有名なイグノーベル賞受賞者の木俣肇先生が発表されています。

このことがあって以来、不定愁訴で悩む患者さんには、携帯電話のスイッチをオンにした状態で手に持ってもらい、O-リングテストを行うようにしました。すると多くの人が携帯電話の電磁波に影響を受けており、中には非常に強く影響を受けてしまう「電磁波過敏症」の人もいることに気づいたのです。

携帯電話の電磁波は、電子レンジ同様「マイクロ波」と呼ばれるものです。マイクロ波は1秒に数十億回も振動し、水の分子を動かす能力を持ちます。分子が細かく振動することで、多くの摩擦熱が生じるために、電子レンジは素早く物を温めることができますが、振動と熱によって食材の成分が壊れ、栄養価が落ちるともいわれます。

もちろん電子レンジのマイクロ波は強いパワーを持っていますから、電磁波が外に漏れないようにしっかりと保護されており、人体に直接被害が及ぶことは少ないです。しかし携帯電話の場合は、電源が入って電波の届く場所であれば、常に電磁波が送受信されています。その端末を耳のそばや顔の前で使用すれば、当然ながら脳が電磁波の影響を受けることになりますし、胸ポケットに入れていれば心臓にも電磁波が届きます。

電磁波が人体に及ぼす影響は、明確には分かっていませんが、電子レンジの機能を考えてみれば、体の細胞が電磁波によって振動し、障害を受けることは明らかです。特に目や耳といった、脳に近く、神経のレスポンスの早い部位は電磁波の反応が早く、めまいや立ちくらみ、耳鳴りなどを起こさせていると考えられます。

近年、駅のホームから転落する人が大変多くなりましたが、携帯電話の普及率とともに、転落する人の数が増えていると感じます。携帯を手にしていると人とぶつかったり、ちょっと押されたりするくらいでも足元がふらつき、簡単に倒れてしまいます。その上、携帯の画面に夢中になっていれば、人が自分に近づいてくることにも気づきにくく、ホームに人の多い時間であれば、転落事故が起きても何ら不思議ではありません。

また、WHOは2011年に、ある種の脳腫瘍や聴神経腫瘍が携帯電話の電磁波により発生しうることを報告しました。

現在、乳がんや口腔がんが増加していますが、スマホ画面が近づく場所でもあり、スマ

電磁波と健康について

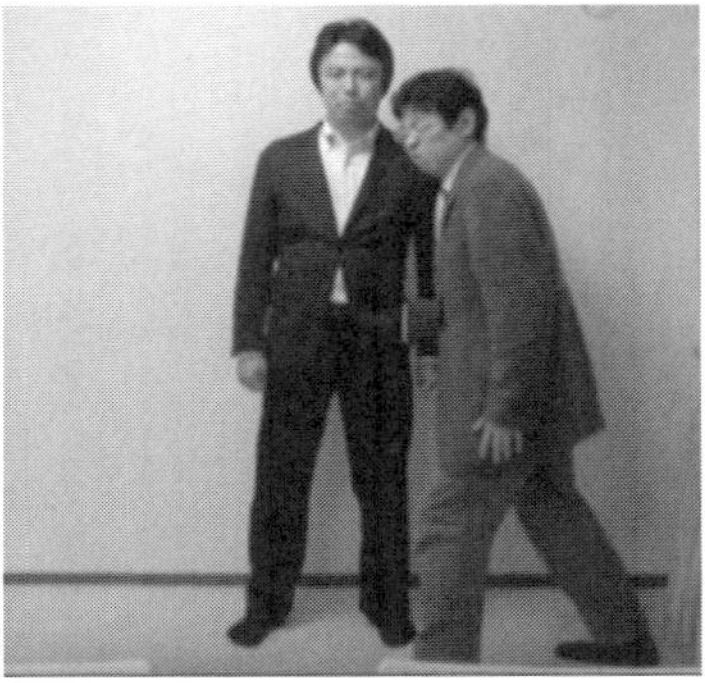

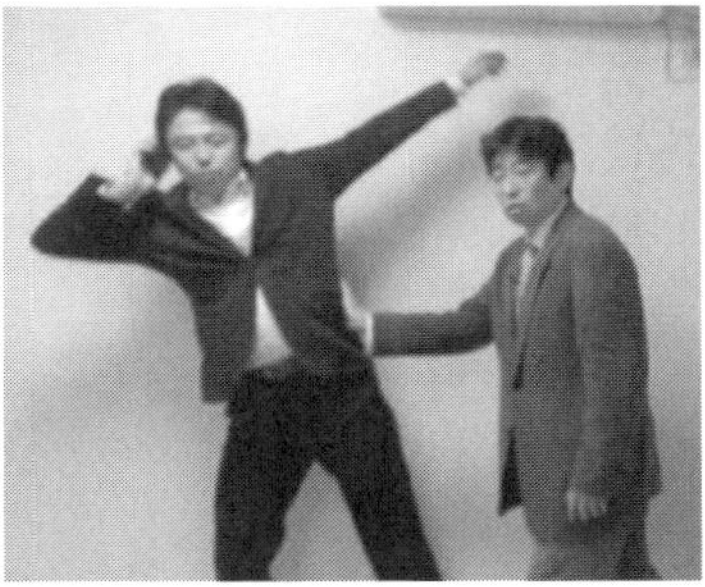

携帯を持っていない状態だと体を押しても体は安定（上）。通話状態にして体を押すと、簡単に倒れてしまった（下）。

[図表 10] 携帯電話普及率の推移について（契約数／人口）

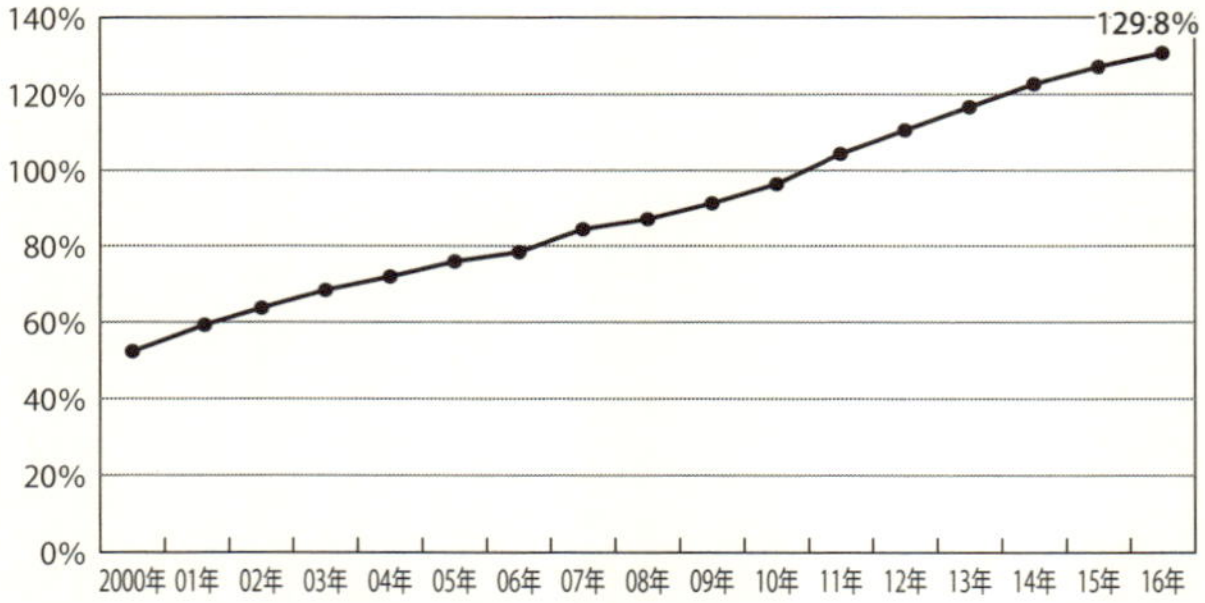

出典：国際電気通信連合(ITU: International Telecommunication Union
「先進諸国における携帯電話の普及率の推移(2016年)」より作成

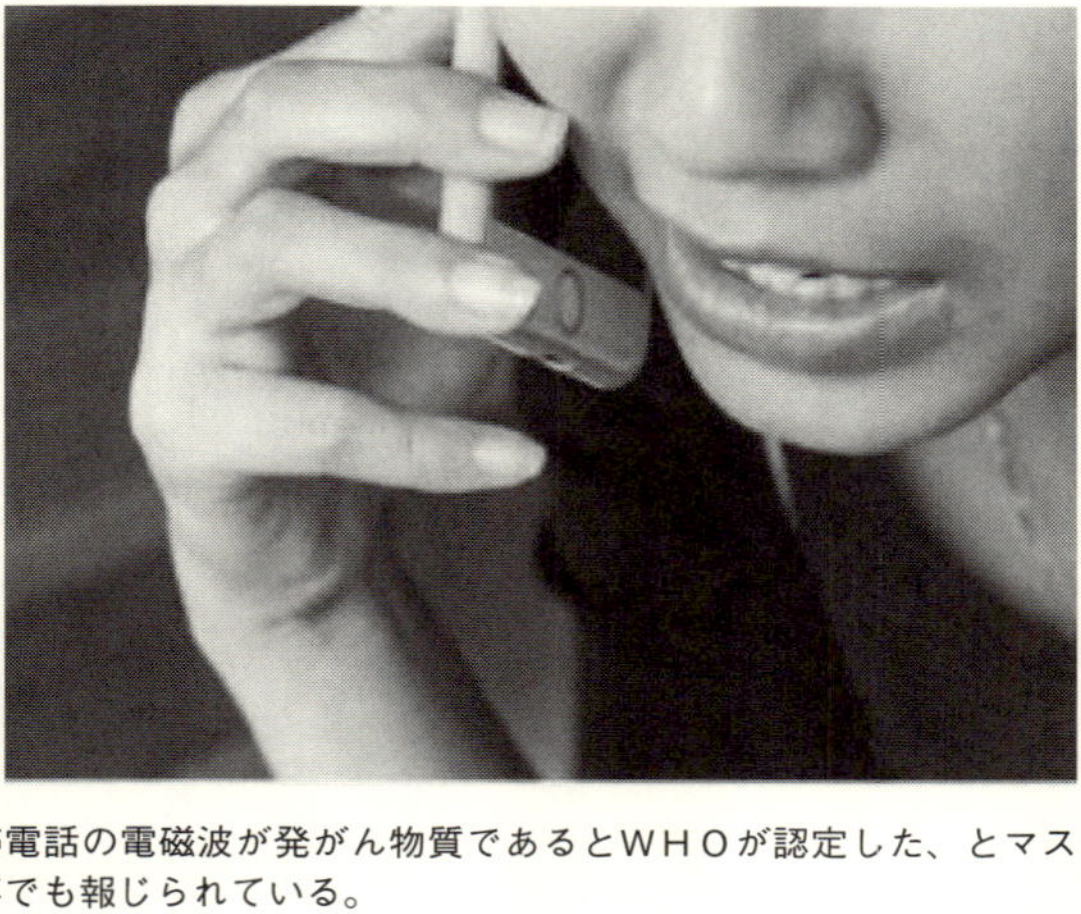

携帯電話の電磁波が発がん物質であるとＷＨＯが認定した、とマスコミ記事でも報じられている。

[図表 11] 喫煙者率と肺がん罹患率の推移

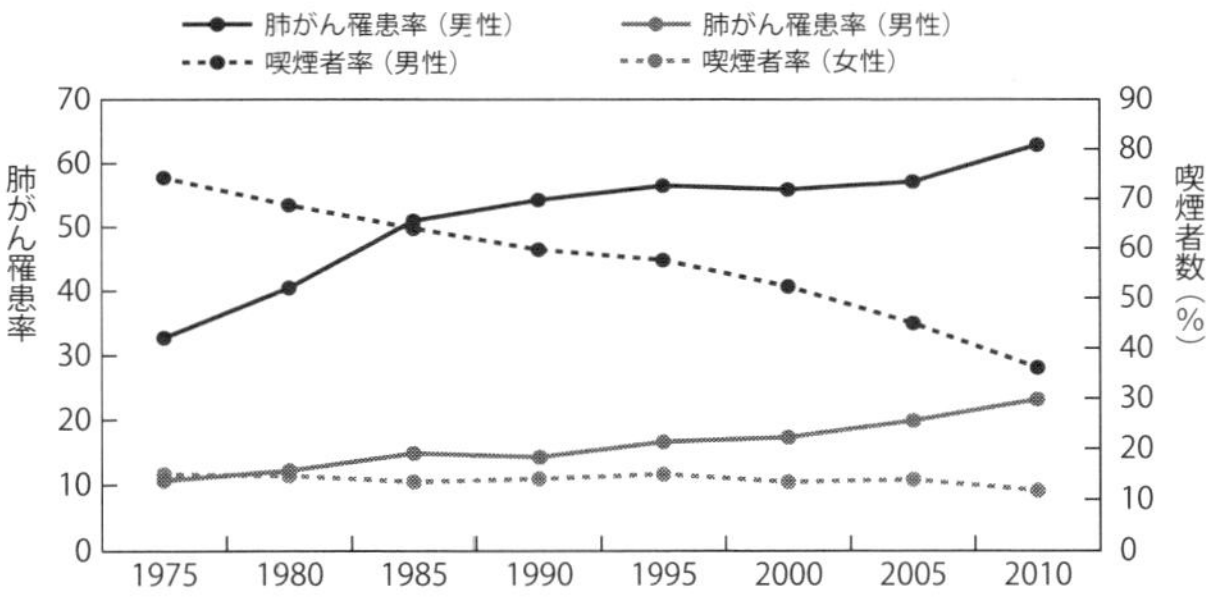

出典：肺がん罹患率は国立がん研究センター、喫煙者率はJT調査より作成

肺がん罹患率は増えているが、有力な原因とされたきた喫煙率は低下している。

[図表 12] 口腔・咽頭がん罹患者数の推移

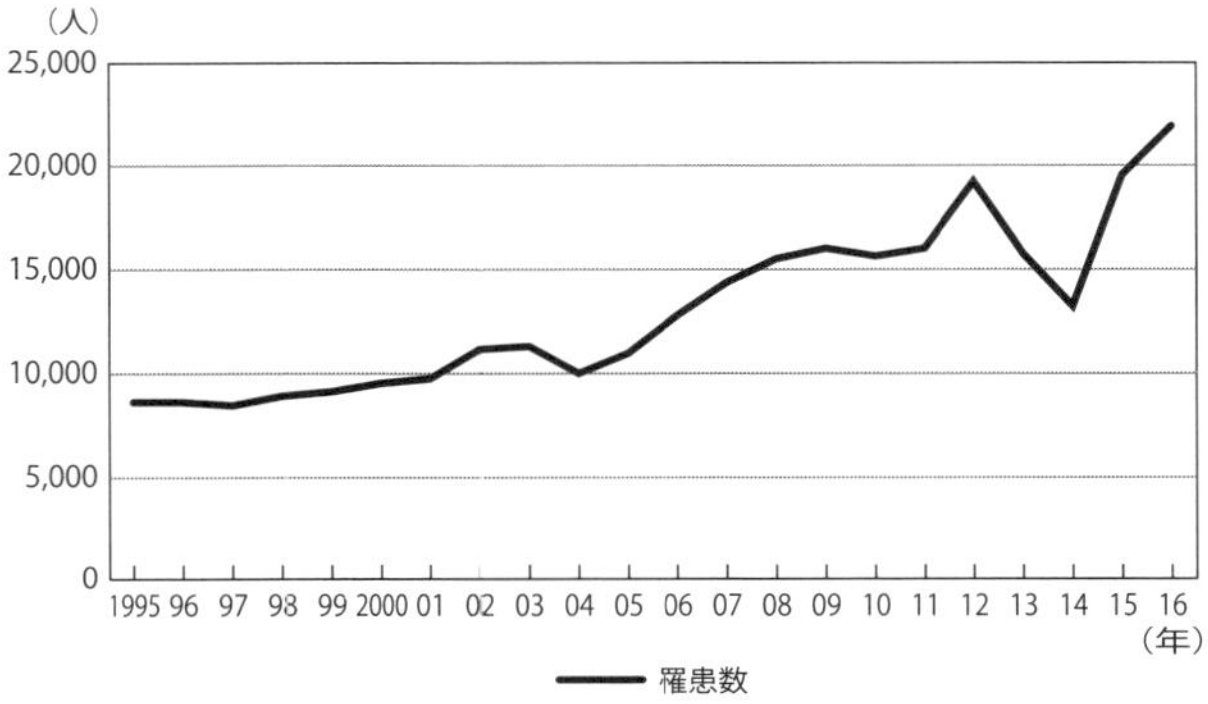

出典：国立がん研究センター「がん登録・統計」より作成

口腔、咽頭がんの有力な原因とされてきた喫煙率は上グラフのように低下しているが、口腔、咽頭がんの罹患者数は増えている。

[図表 13] 乳がん罹患率の推移

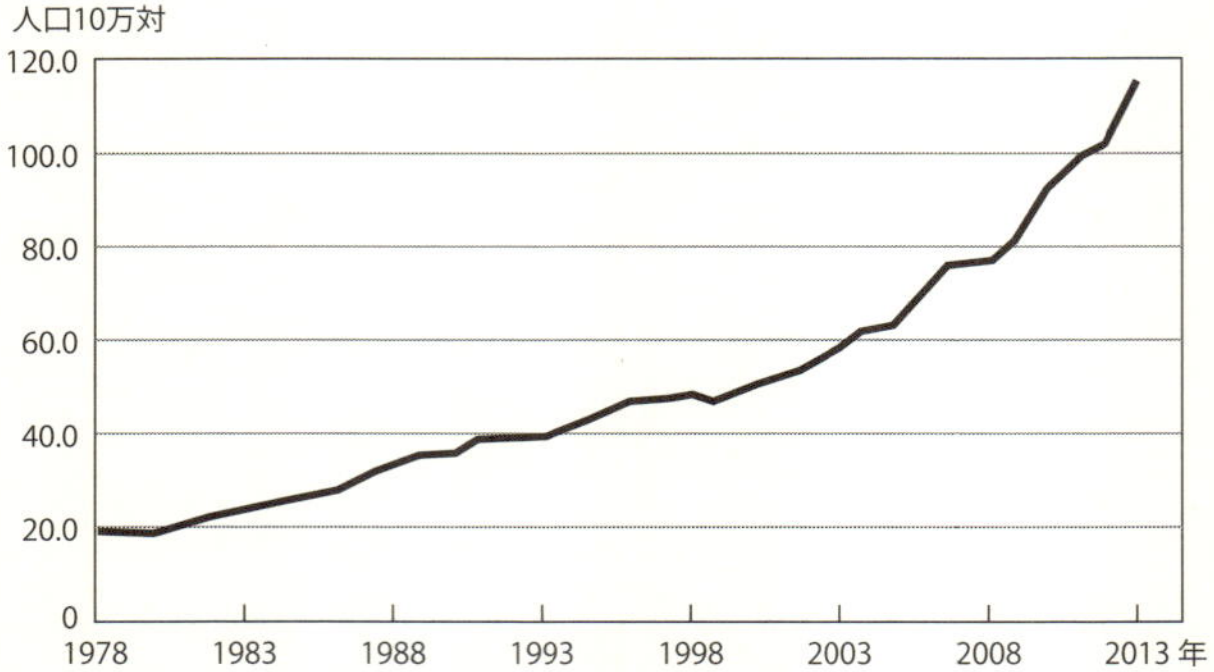

出典：国立がん研究センター「がん対策情報センター」より作成

近年、乳がんの罹患率は急激に上昇している。

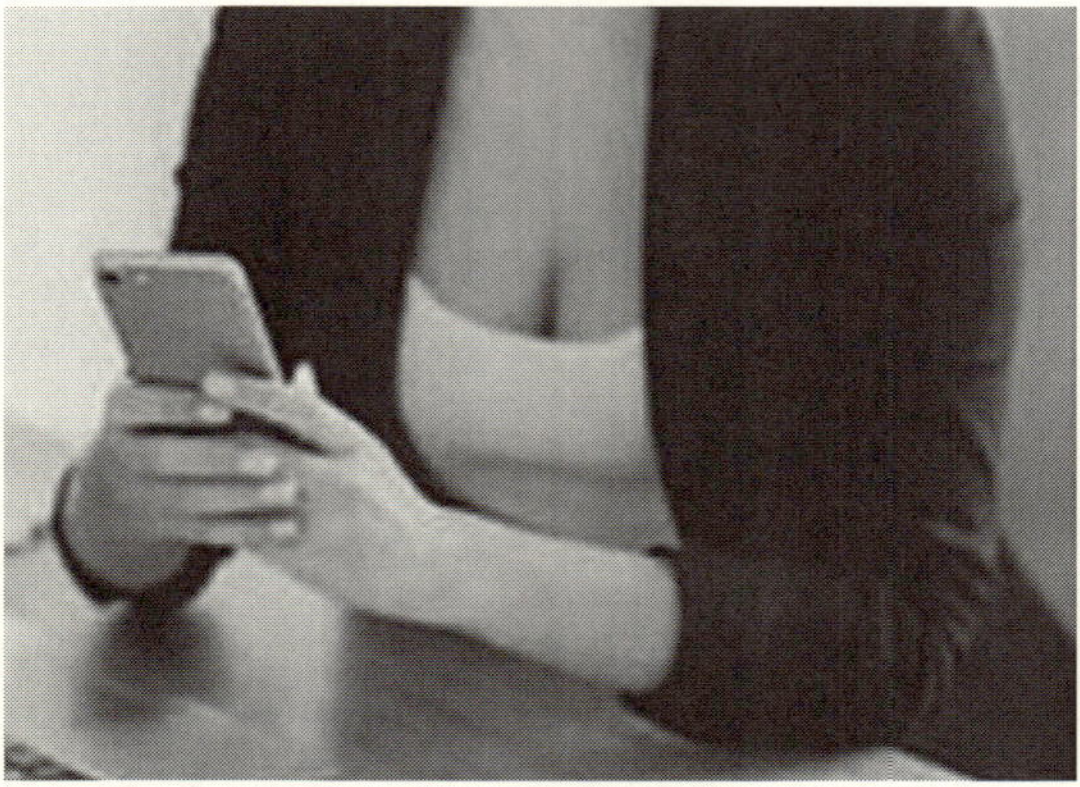

スマホは胸の近くで使用することが多いが、乳がんの原因になっていないだろうか？

ホの画面から出る電磁波がこれらのがん発生に関与しているかもしれません。

食品と同じく、歯科材料にも注目を

あなたの口の中に入っている歯科治療の材料は何ですか？　素材を答えられる人は少ないでしょう。

その理由は簡単で、歯科医院では初診時に「保険内での治療を希望しますか？」などと書かれた問診票の記入を求められます。そこで「はい」と回答していれば、多くの歯科医が患者さんに説明しないまま保険適用内の材料を使っているからです。

処方薬については薬の名称を明示し、副作用や服用方法の注意点をしっかり説明する義務があります。しかし歯科材料については、何の情報も知らされないまま口の中に装着させられてしまうのです。

恐ろしいことに、歯科材料の中には腐食して含有物質が溶け出すもの、噛む刺激によって有害物質が蒸気となって発生するものなどが多種類存在します。

もしその材料が有害なものであったとしたら、長時間かけて有害物質が口の中で溶けて、体内にたまっている可能性があるのです。

しかし残念なことに、口の中に入っている材料を見た目だけで完全に特定することはできません。

そこでO-リングテストを使って、使われている材料がその患者さんにとって良いものか、悪いものかの診断をするのです。治療している歯を触った状態でO-リングテストをすると、自身の体にとって不都合なものは排除したいと脳が判断するために、指の輪を緩める反応が見られるのです。

最適な歯科材料を見つけることは、慢性痛解消の重要な要素

では歯科材料にはどのような素材を使えばよいのか、という問題になりますが正解は一つではありません。人それぞれ、合う素材、合わない素材があるのです。金属をすべて取り除けばそれでよいということではありません。中には金属への過敏症はないものの、合成樹脂素材（レジン）との相性が悪い患者さんもいます。その場合には金合金などの金属を使用することで、体調不良を改善できるのです。セラミックなら安全かというとそうと

は限りません。セラミックには歯の色に近づけるため金属の粉末が配合されていることがあるからです。

ですからO−リングテストで体への影響を徹底的に調べる必要性を私は強く感じています。

私のクリニックでは、金属20種類以上、セラミック5種類など、多くの材料のサンプルを用意し、患者さんとの相性を必ず確認します。

実際に使用した材料に関しては、使われている成分を示したものや「使用金属証明書」などを患者さんに渡しています。薬と同様、医師として説明責任があると思っているからです。

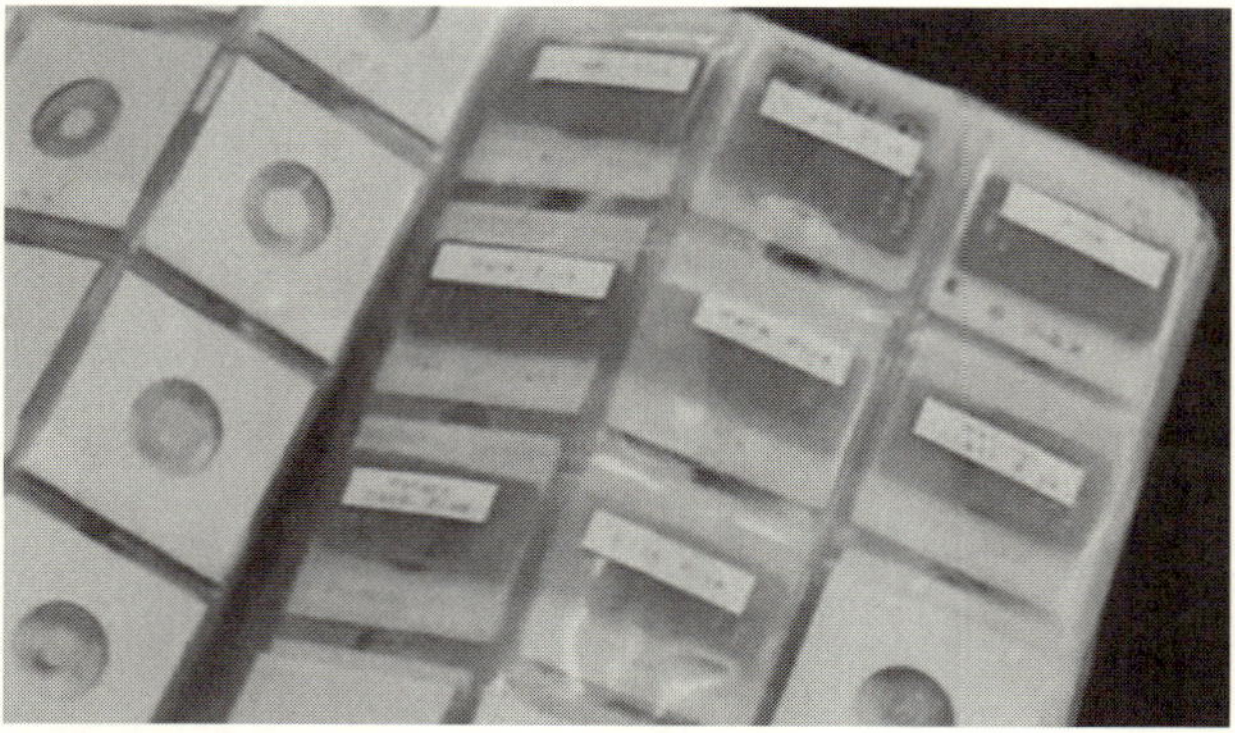

歯科材料のサンプル。
こうしたサンプルを使ってO-リングテストを行う。

今回の治療には、次に記載された成分の歯科用貴金属合金を材料として使用しております。この歯科用金属の品質は、国際標準規格ISO 9001及びISO 13485認証工場において管理されております。

製品名：	クインテス87
成　分：	金87% 白金10.6% 銀0.3% その他2.1%(インジウム、スズ、レニウム、イリジウム、ガリウム、鉄)
製造販売元：	[redacted]貴金属地金株式会社 大阪府大阪市天王寺区真田山町[redacted]番[redacted]号 06-6761-[redacted]代 http://www.[redacted]gold.co.jp

使用金属証明書。
使用した材料の成分を示したものを患者さんに渡している。

「医師」と「歯科医師」を区別している限り、慢性痛はなくならない

虫歯、歯周病、噛み合わせ、顎関節の異常、そして誤った歯科治療など、口腔への刺激がきっかけで慢性痛やその他の病気が誘発されることは、ご理解いただけたと思います。つまり慢性痛の原因は、必ずしも痛い場所にあるとは限らないのです。しかし日本の医療は、痛みのある場所を検査する手法が今も普通に行われています。これでは慢性痛の原因を突き止めることなどできるはずがありません。

高度医療の分野では、内視鏡やカテーテルなど、専門性の高い技術を持つ医師を育てる必要があるとは思います。しかし「お腹が痛い」「高熱がある」といった症状であったら、患者さんはどの診療科を受診してよいか迷ってしまいます。最近は、診療科のコンシェルジュの役割をする「総合診療科」を設ける病院も登場してきましたが、全身のことを分かっている医師が、総合診療科にどれだけいるのかは疑問です。

そうした事態を日本の医療界も黙って見ているわけにはいかず、2018年4月からは、総合診療専門医を育てる制度がスタートしました。さまざまな診療科で3年間の研修を受

け、必要に応じて他の専門医や医療職と連携が取れるようなマネジメント能力を身に付けた医師の育成が目的です。

考え方としてはすばらしい制度だと私も思います。全身を診て、総合的判断で原因を予測できる医師がいれば、慢性痛に悩む人の問題がどこにあるのか、いち早く見つけられるかもしれません。

しかしこの制度には、致命的な落とし穴があります。

それは歯科を無視している点です。

慢性痛を相談できる「歯科医」とは

歯科と医科が協力しながら診断と治療に当たれれば、多くの慢性痛患者が救われるというのに、今の日本ではそれがかなわないのです。

だとすれば、患者さんが賢くならなければなりません。

まず医科を受診し、原因が明らかにならなかったときは、必ず歯科を受診し、痛みの原因を多角的に検査する必要があるでしょう。ただし歯科医の中にも、全身と歯科との関連に興味のない、いわば口しか診ない歯科医がいます。

そうなると患者さん本人が、「この不調の原因は口の中にあるかもしれない」と勘を働かせ、全身と歯科との関連を理解している歯科医にかかるしかないのです。

歯科医の選び方としては「噛み合わせ」や「口と全身の関係」について、ホームページなどで解説しているところを第一に考えてください。

高齢者の尊厳を守るために、歯科治療が担う責任は大きい

認知症、パーキンソン病、リウマチなどで「歩けない」「動けない」「痛みがある」と訴える患者さんの多くが、歯科医が行う治療で症状の改善や緩和が期待できます。

症例の中でも紹介しましたが、義歯を入れただけ、あるいは義歯を調整しただけで歩けるようになる人は実に多くいます。私の経験ではたとえ寝たきりであっても、義歯を装着するだけで5人に1人は歩けるようになります。

歩けるようになると、それまで「何もできない」と判断されていた人が、自分の意思で何かをしようとし始めます。「食べたい」「行きたい」「やりたい」といった欲求が芽生え

てくればしめたもの。若干のサポートがあれば、トイレや着替えなどが自力でできるようになってくるのです。

また、現行の歯科検診では虫歯と歯周病のチェックがメインになっていますが、各種健康診断の中に歯科を組み込み、年に一度は口の中すべてを調べる仕組みづくりが必要でしょう。私程度の技術があれば、口の中に脳が嫌がるような粘膜刺激があるかどうかは1~2分の検査で完了します。むやみにレントゲンやＭＲＩ検査をするのではなく、歯科医の持つ能力で十分に検査ができるのです。

もちろんこうした検査を普及させるためには、優秀な歯科医が育つ素地も必要になります。今後、全身を診ることのできる歯科医を育てる環境づくりを、私のライフワークにしていかなければと強く感じています。

現在、私の技術を伝承するため、歯科医師を対象とした研修会（藤井塾）を開催しています。海外からの参加もあり、活気に満ちた研修をしています。

これからの「脳歯科」が目指すもの

私は日本のみならず、世界中で講演や研究発表を行っています。不思議なことに日本国内よりも、海外の医療従事者や研究者のほうが、私の治療を素直に受け止めてくれます。また、私の治療を見たいという研究者や医療従事者が、私のもとを訪れることも少なくありません。「良いものは良いもの」として認める度量が備わっているように感じます。

しかし現段階では、歯科医が全身を診る治療をしたとしても、歯科保険の病名として全身性の疾患は認可されていないため保険請求ができません。ですから歯科での全身治療は「自由診療」で行うのが筋です。

多くの病院を渡り歩き、医療費と時間を膨大に使ってきた患者さんに対し「すべて保険外診療です」と説明しなければならないことに強く疑問を感じています。歯科材料についても、もっと体に良いものが保険適用化されるべきなのです。

歯科と医科の融合がなされるよう、私自身も働きかけていこうと考えています。私の治療に賛同し、厚生労働委員会での質問を行い、質問主意書を提出してくれた国会議員もい

2018 プラハでの学会案内

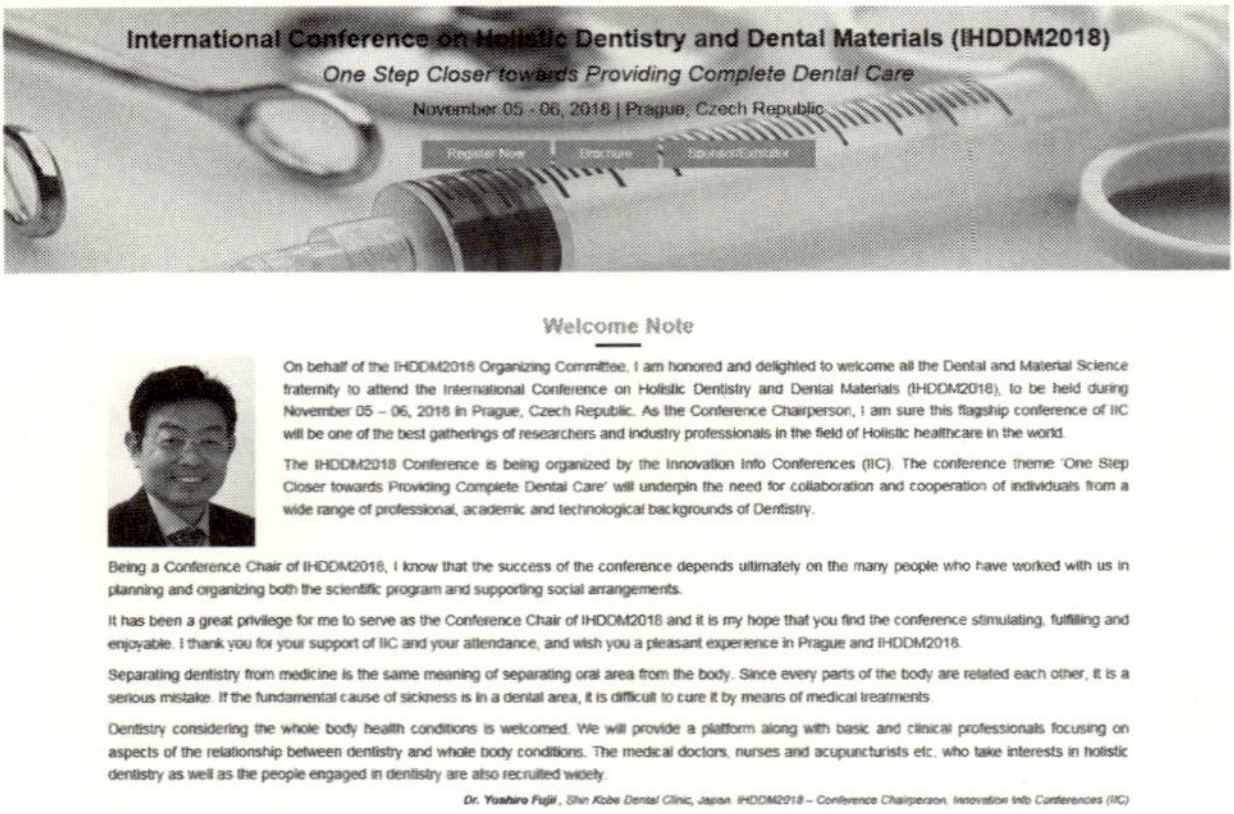

International Conference on Holistic Dentistry and Dental Materials (IHDDM2018)

One Step Closer towards Providing Complete Dental Care

November 05 - 06, 2018 | Prague, Czech Republic

Register Now | Brochure

Welcome Note

On behalf of the IHDDM2018 Organizing Committee, I am honored and delighted to welcome all the Dental and Material Science fraternity to attend the International Conference on Holistic Dentistry and Dental Materials (IHDDM2018), to be held during November 05 – 06, 2018 in Prague, Czech Republic. As the Conference Chairperson, I am sure this flagship conference of IIC will be one of the best gatherings of researchers and industry professionals in the field of Holistic healthcare in the world.

The IHDDM2018 Conference is being organized by the Innovation Info Conferences (IIC). The conference theme 'One Step Closer towards Providing Complete Dental Care' will underpin the need for collaboration and cooperation of individuals from a wide range of professional, academic and technological backgrounds of Dentistry.

Being a Conference Chair of IHDDM2018, I know that the success of the conference depends ultimately on the many people who have worked with us in planning and organizing both the scientific program and supporting social arrangements.

It has been a great privilege for me to serve as the Conference Chair of IHDDM2018 and it is my hope that you find the conference stimulating, fulfilling and enjoyable. I thank you for your support of IIC and your attendance, and wish you a pleasant experience in Prague and IHDDM2018.

Separating dentistry from medicine is the same meaning of separating oral area from the body. Since every parts of the body are related each other, it is a serious mistake. If the fundamental cause of sickness is in a dental area, it is difficult to cure it by means of medical treatments.

Dentistry considering the whole body health conditions is welcomed. We will provide a platform along with basic and clinical professionals focusing on aspects of the relationship between dentistry and whole body conditions. The medical doctors, nurses and acupuncturists etc. who take interests in holistic dentistry as well as the people engaged in dentistry are also recruited widely.

***Dr. Yoshiro Fujii**, Shin Kobe Dental Clinic, Japan. IHDDM2018 – Conference Chairperson, Innovation Info Conferences (IIC)*

2018 Dental meeting

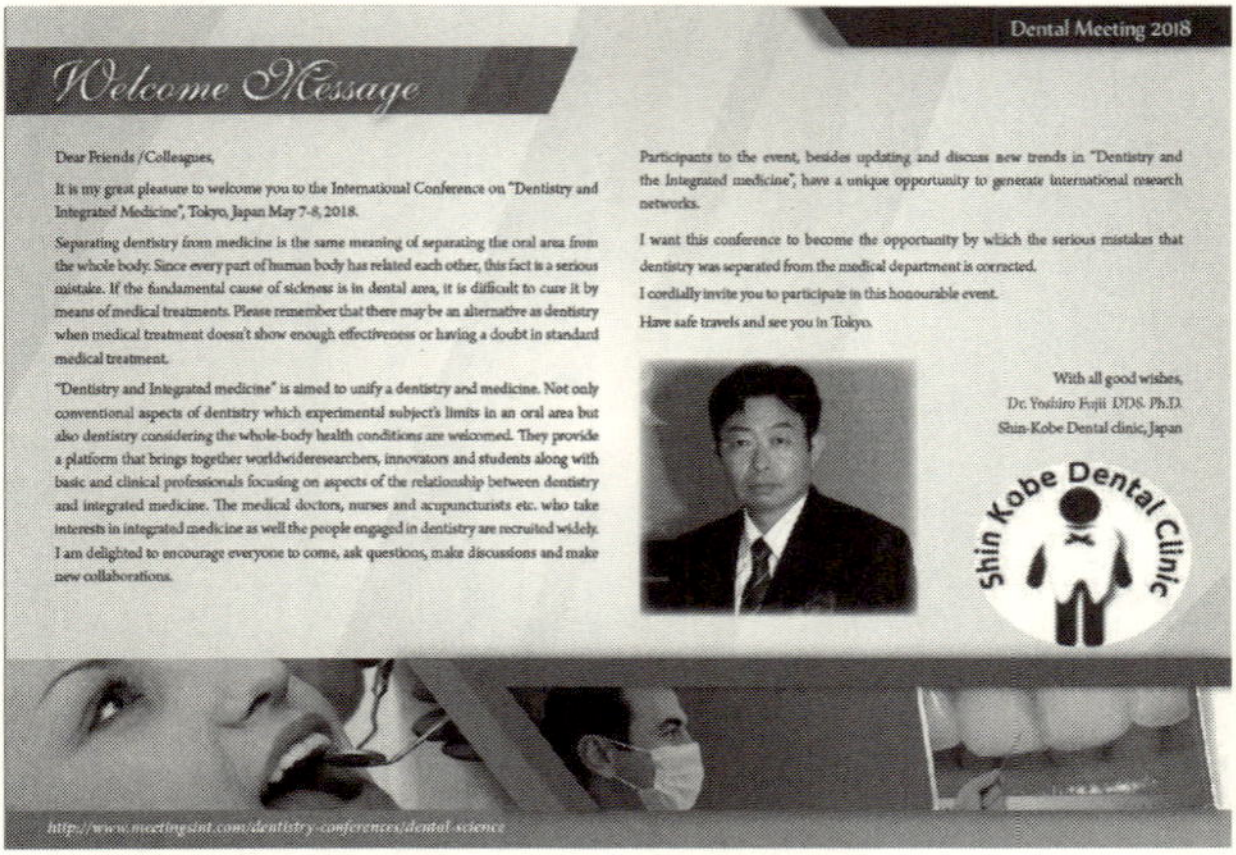

Dental Meeting 2018

Welcome Message

Dear Friends /Colleagues,

It is my great pleasure to welcome you to the International Conference on "Dentistry and Integrated Medicine", Tokyo, Japan May 7-8, 2018.

Separating dentistry from medicine is the same meaning of separating the oral area from the whole body. Since every part of human body has related each other, this fact is a serious mistake. If the fundamental cause of sickness is in dental area, it is difficult to cure it by means of medical treatments. Please remember that there may be an alternative as dentistry when medical treatment doesn't show enough effectiveness or having a doubt in standard medical treatment.

"Dentistry and Integrated medicine" is aimed to unify a dentistry and medicine. Not only conventional aspects of dentistry which experimental subject's limits in an oral area but also dentistry considering the whole-body health conditions are welcomed. They provide a platform that brings together worldwideresearchers, innovators and students along with basic and clinical professionals focusing on aspects of the relationship between dentistry and integrated medicine. The medical doctors, nurses and acupuncturists etc. who take interests in integrated medicine as well the people engaged in dentistry are recruited widely. I am delighted to encourage everyone to come, ask questions, make discussions and make new collaborations.

Participants to the event, besides updating and discuss new trends in "Dentistry and the Integrated medicine", have a unique opportunity to generate international research networks.

I want this conference to become the opportunity by which the serious mistakes that dentistry was separated from the medical department is corrected.

I cordially invite you to participate in this honourable event.

Have safe travels and see you in Tokyo.

With all good wishes,
Dr. Yoshiro Fujii DDS. Ph.D.
Shin-Kobe Dental clinic, Japan

Shin Kobe Dental Clinic

http://www.meetingsint.com/dentistry-conferences/dental-science

ます。こうした方たちと連携をしながら、世の中が良い方向に動くように努力を続けていきます。

そして皆さんにはまず、自分の体で体験してほしいと願わずにはいられません。今までどこへ行っても治らなかった慢性痛が、歯科医院で治せる可能性があるのです。

実際に多くの患者さんが、私の理論によって痛みやその他の症状から解放されています。一人ひとりの健康が口腔の治療で劇的に改善する。その事実を一人でも多くの人に知ってもらい、慢性痛で苦しむ人が救われたらと願っています。

最後に、慢性痛以外でも症状が改善した患者さんのほんの一例を紹介しておきたいと思います。

◆全身の不調を治す脳歯科治療

【症例16】10代女性・Rさん

吐き気と倦怠感が、歯の矯正と電磁波カットで改善

◎症状

・気持ち悪さや吐き気が続き、次第に食欲低下、倦怠感が慢性的となった。

◎治療

10代という若さなのに、初めて会ったときのRさんは疲れていて、ぐったりしている印象でした。

根本的な原因は上の前歯が1本飛び出している点にあり、矯正治療をする必要がありました。しかし受験を控えているということで、しばらくは様子を見ながら当たりの悪い部分の歯をほんの少し削り、噛み合わせを調整しながら何とかしのいでいくことにしました。

受験が終わってからすぐに本格的な矯正治療をしたところ、食欲が出始め、活動的になっていきました。

ただRさんの場合、噛み合わせ以外にも、体調不良の原因があると感じました。何らかのアレルギーがあるのではないかと疑い調べてみると、電磁波にとても過敏であることと、小麦のアレルギーがあると判明したのです。

お母様と話して、電磁波をなるべく遠ざけるように家庭で工夫をしてもらい、グルテンフリーの食事に変えてもらったところ、体調が上向きやる気も出て、今は学生生活を満喫されているようです。

◎患者の声

だるくて仕方なかったのですが、前歯が原因だと分かって安心感が持てました。受験が終わるまでは「矯正をしなくても元気が出るように治療をする」と先生がおっしゃってくれて、本当にうれしかったです。

今は電磁波をなるべく避けるように生活しています。そのおかげか、気分が悪い日はほとんどなくなり、ちょっと運動しただけで動悸がするようなこともなくなりました。友達と同じように学生生活が送れています。

◎**患者のご家族の声（お母様より）**

食材に気を遣い、化学調味料や添加物をできるだけ取らせない。睡眠をたっぷり取るなど、娘のために考えられることすべてをしてきたのですが、何をやっても体調が良くならず、かわいそうで仕方ありませんでした。そんなとき、無農薬にこだわりを持つ食品業者の方から藤井先生の評判を聞いて連絡をしたのです。

先生の診察によって、歯並び、電磁波、小麦と、三つの敵がはっきり見えたのが何より助かりました。原因が分かれば、それらを除去し防げばいいだけですから。おかげで娘に笑顔が戻り、家の中が明るくなりました。

※参考動画『スーパードクター6：40～9：00』
(https://www.youtube.com/watch?v=dzFKKGTZe5Q)

【症例17】30代女性・Cさん
体に合わない詰め物が、めまいやふらつきを起こしていた

◎**症状**

・他院での治療後、めまいや倦怠感を起こすように。

◎**治療**

他院で使われていた詰め物は健康保険の対象になる材料でしたが、体に悪影響が及んでいました。たいていの人は何の疑いもなく、保険適用の治療を受けていると思いますが、入れられている詰め物のせいで、体の不調や慢性痛が起きている可能性は十分にあります。

Cさんの場合は、2本の歯の詰め物を変更することになりました。材料は2カ所で異なるものでした。もともと体の柔らかいCさんですが、治療前と後では、体の柔軟性にかなりの差が見られました。

◎患者の声

5年くらい前からめまいやふらつきが出るようになり、肩や首もこりやすく、無理がきかなくなったと感じていました。知人の紹介で藤井先生に出会い、詰め物が体に合っていないと聞かされ、考えてみると体調不良になったのは、他院で詰め物を入れた直後くらいからだったのでとても驚きました。

新しい詰め物が口の中に入った途端に体が軽くなって、肩とか首が絞めつけられていたような感覚が消えました。めまいやふらつきもなくなり、気持ちも前向きになり、先生にはとても感謝しています。

※参考動画『スーパードクター12：06～15：37』

(https://www.youtube.com/watch?v=dzFKKGTZe5Q)

【症例17】

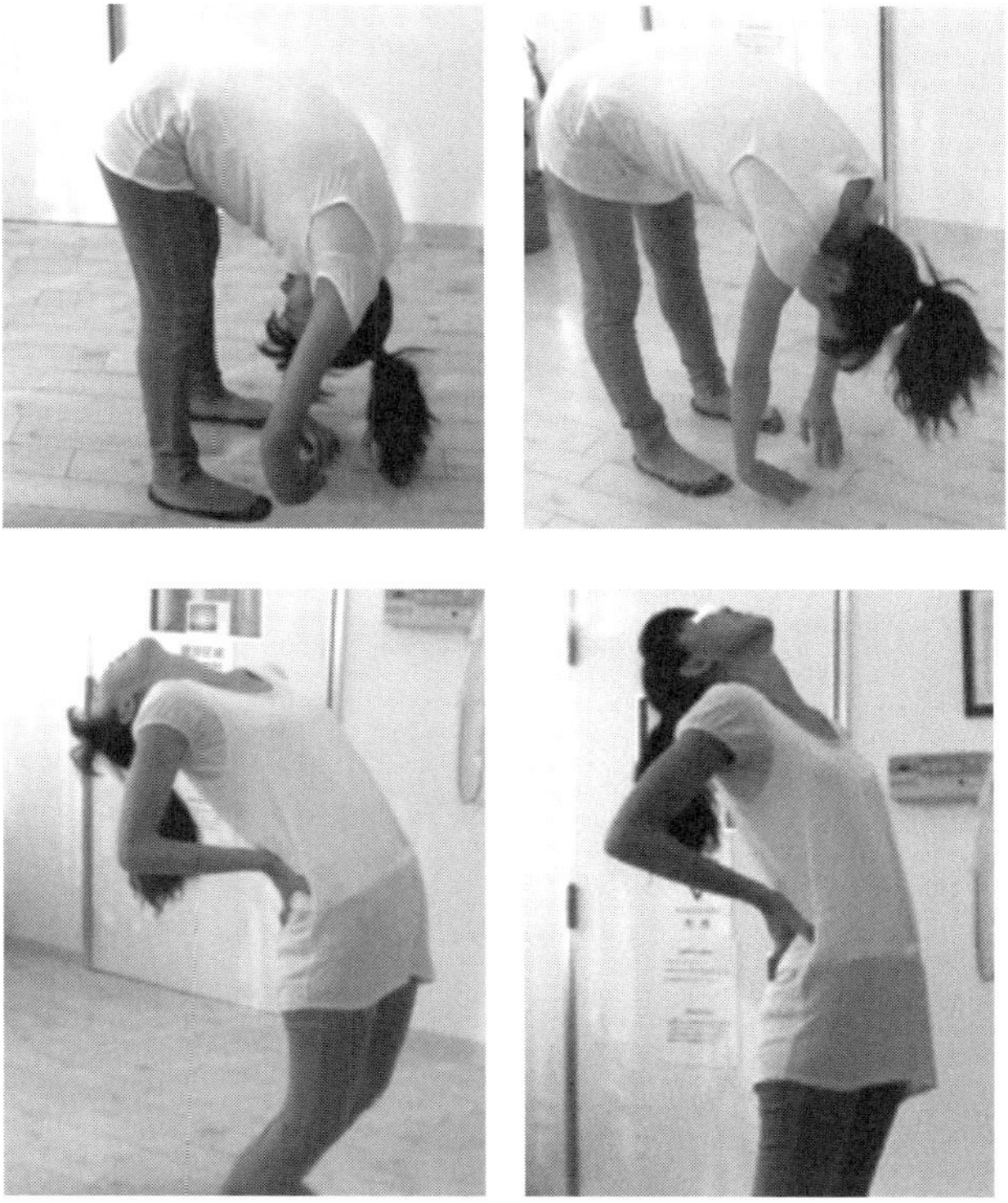

治療前（右）と治療後（左）で柔軟性に大きな差がみられた。

【症例18】70代女性・Mさん
認知症が進み徘徊していたが、時計を読めるまでに回復

◎**症状**

・自分の名前も、どこにいるのかも分からないほどの重度の認知症。主治医からは重度のアルツハイマー病と診断されていた。
・発声はあるものの意味不明。徘徊をしたり、「泥棒が入る」と治療室のドアや窓を閉めたりすることも。
・上の歯はほとんど残っているものの下の歯は1本もなく、いつも口をもぐもぐしている。

◎**治療**

Mさんのようにいつも口をもぐもぐするのは「オーラルディスキネジア」と呼ばれる症状です。そこで下の総義歯を作り、装着した途端オーラルディスキネジアの症状はぴ

たりと治まり、私たちと視線が合うようになりました。

義歯を入れて2週間後の来院時には「こんにちは」とあいさつをしてくれました。

義歯を入れて5週間後の来院ではこちらの言っていることを理解し、こちらの指示に従ってご自身で義歯を外したり、装着したりできるようになっていました。日常会話も普通にできるようになりました。驚くことにアナログ時計を読めるまでに回復していたのです。徘徊もまったくありませんでした。

正しい噛み合わせを取り戻したことで、認知症が劇的に改善した症例です。

◎医師の声

認知症は薬で進行を抑えるしかないと諦めていたご家族にとって、Mさんのような症例は何より励みになります。

話ができるようになったMさんが、治療を終えて帰るときに「ありがとう」と言ってくれたことが、私にとって最高の褒め言葉に聞こえました。

【症例18】

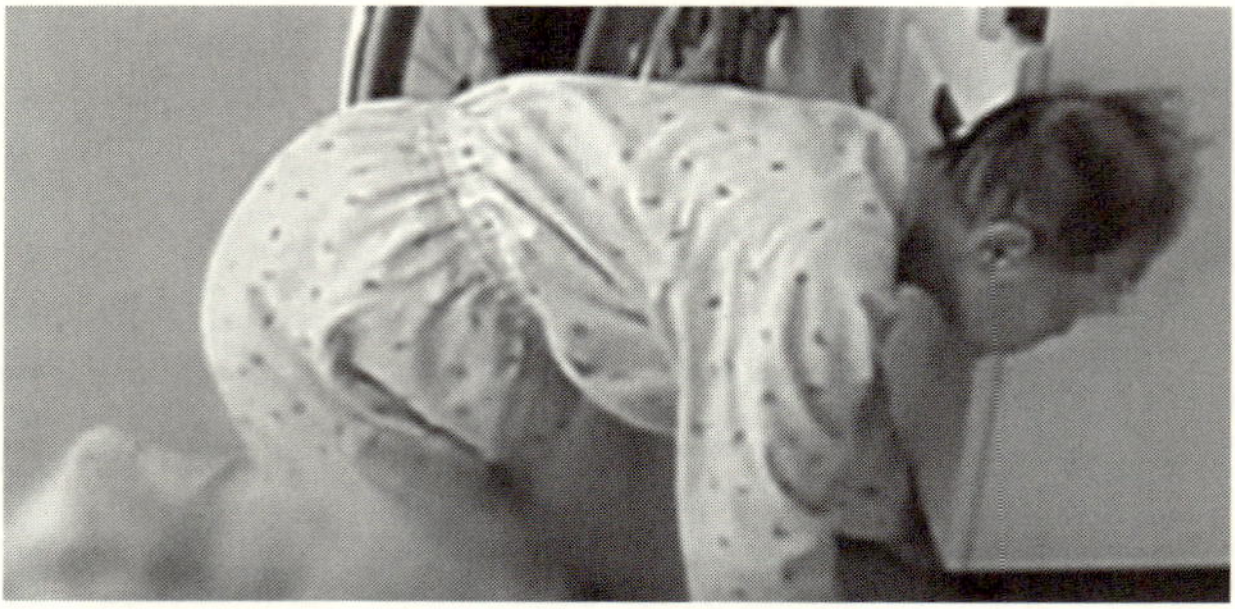

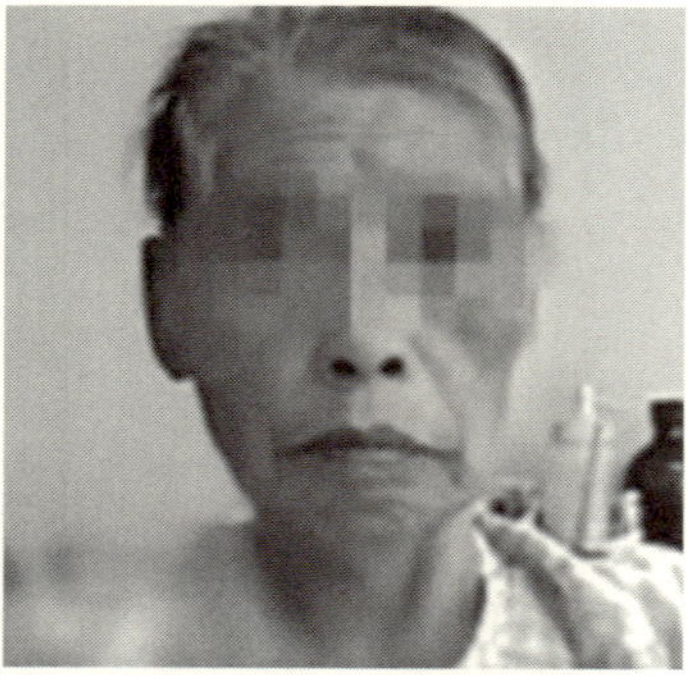

最初に来院したときのMさんは院内をハイハイで徘徊し、言葉も意味不明だった（上）。
義歯を装着して５週間目、視線が合い、普通に会話ができるまで認知症の症状は改善した（下）。

【症例19】70代女性・Nさん
脳梗塞の後遺症による半身麻痺が回復、歩けるように

◎症状

- 脳梗塞の後遺症で左半身に軽い麻痺がある。
- 1年前から足腰に力が入らず、介助なしでは歩くことができない。
- 歯は上下で数本しかないが義歯は使用していない。

◎治療

噛み合わせの合う部分に義歯を作ったところ、装着直後から自分で立ち上がり、数メートル歩くことができました。本人は1年ぶりに歩けたことにとてもうれしそうでした。

義歯を入れて1週間後に来院したときには、手足を交互に動かして歩けるようになっており、立つ、座るもゆっくりではあるけれど、つかまらずにできるようになっていました。

脳梗塞などの後遺症はリハビリで改善はしますが、ある程度改善するとそれ以上の効果

が現れなくなるということがあります。しかし噛み合わせが整うと、手足、腰が脳の指令を聞くようになるため、さらなる回復が期待できるケースは珍しくありません。

これからは、歯科医が高齢社会を支える大きな役割をする時代になるはずです。

◎患者の声

楽に歩けるようになって本当に驚きました。先生には感謝しかありません。

【症例19】

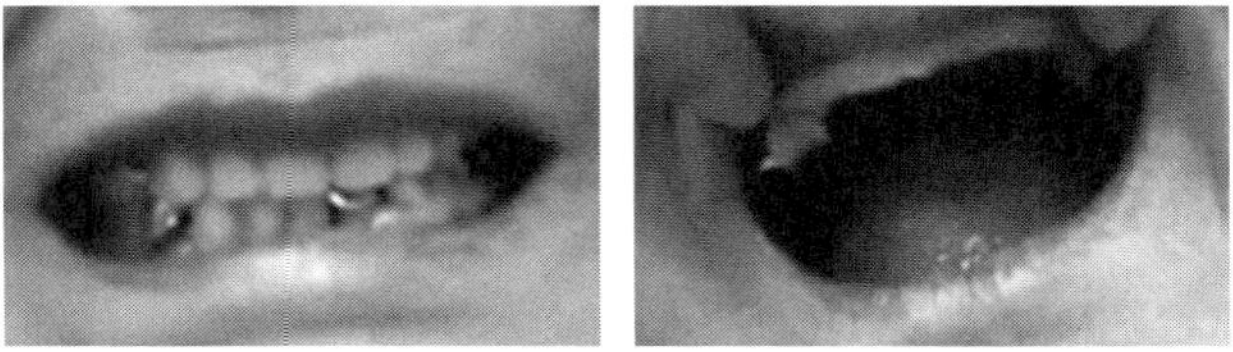

ほとんど自分の歯が残っていなかったため（右）、総義歯に近い義歯を装着（左）。

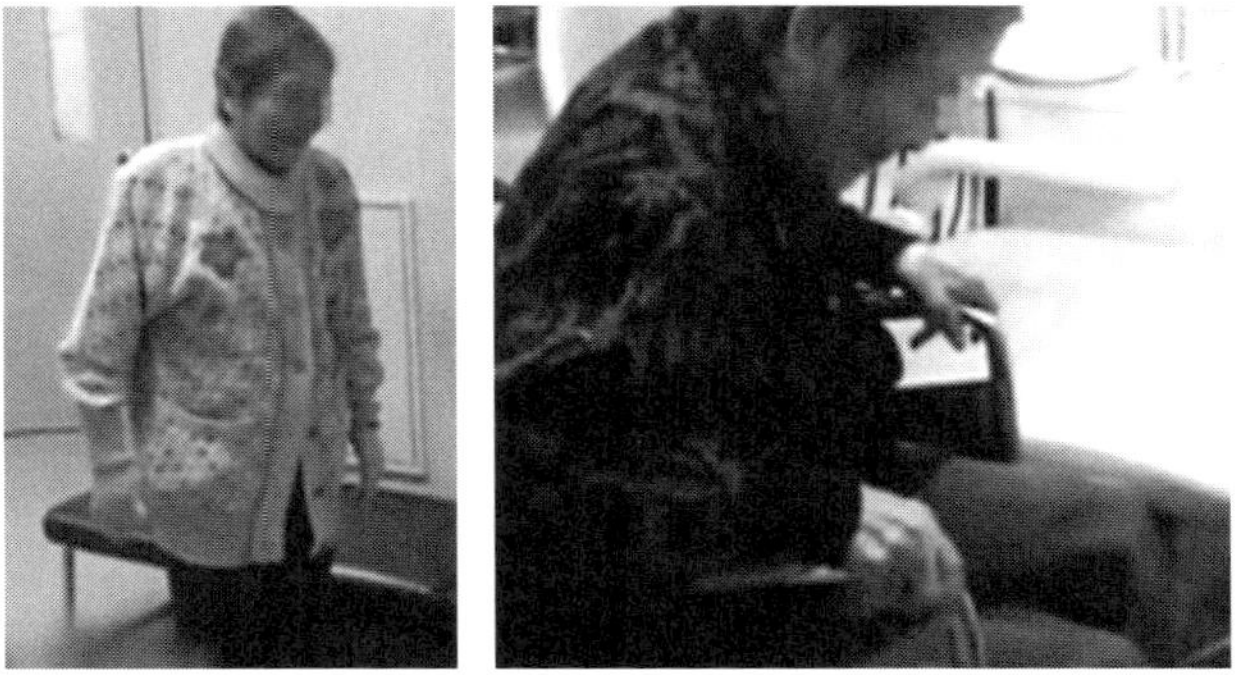

初診時は車いすで来院。つかまってようやく立ち上がれる程度で歩行は無理（右）。３週間後、車いすを使わず自分の足で歩いて帰宅した（左）。

【症例20】30代女性・Oさん

奥歯を削っただけで、難病による症状が軽減した

◎症状

・成人スチル病という難病を患い、右股関節に痛みが生じ、ゆっくりとした歩行しかできない（普段は杖をついて歩いている）。
・歩行時は左足が外側に向いてしまい、重心もうまく保てない。そのため普段は杖をついている。
・右股関節は壊死しており、人工関節に置き換える手術を勧められていた。

◎治療

成人スチル病は難病指定を受けている病気で、発症率は人口10万人に対して3・9人と非常に珍しい病気です。関節炎、皮疹、高熱、喉の痛み、リンパ節の腫れ、肝臓や脾臓の肥大などの症状が見られ、薬に対するアレルギーが起きやすくなるため、症状緩和のため

の治療が難しいという問題を抱えています。

Oさんは8年前に発症し、体全体の関節の動きが悪くなり、日常生活の活動にも困っていました。この8年間で10回も、病院の入退院を繰り返していました。長い時は1回の入院が数カ月に及ぶこともありました。

奥歯が粘膜を刺激していることが分かり、早速刺激している部分を削ってみると、関節の動きが滑らかになり、走ることができるようになりました。

股関節の壊死は歩行困難の原因ではなく、口の中の不快な刺激の結果と考えられます。

◎患者の声

関節が痛くて一歩一歩歩くのも大変でした。ところが治療直後に、先生から「走ってごらん」と言われたとき、何の抵抗もなく手足が交互に出たのです。

もう一生走ることができないと諦めていたのに、歯を削るだけで走れるようになったのは夢のようです。治療後、杖なしで歩く姿を見た近所の人たちが皆驚いていました。歯科で治してもらったと言うと、さらに驚いていました。

【症例20】

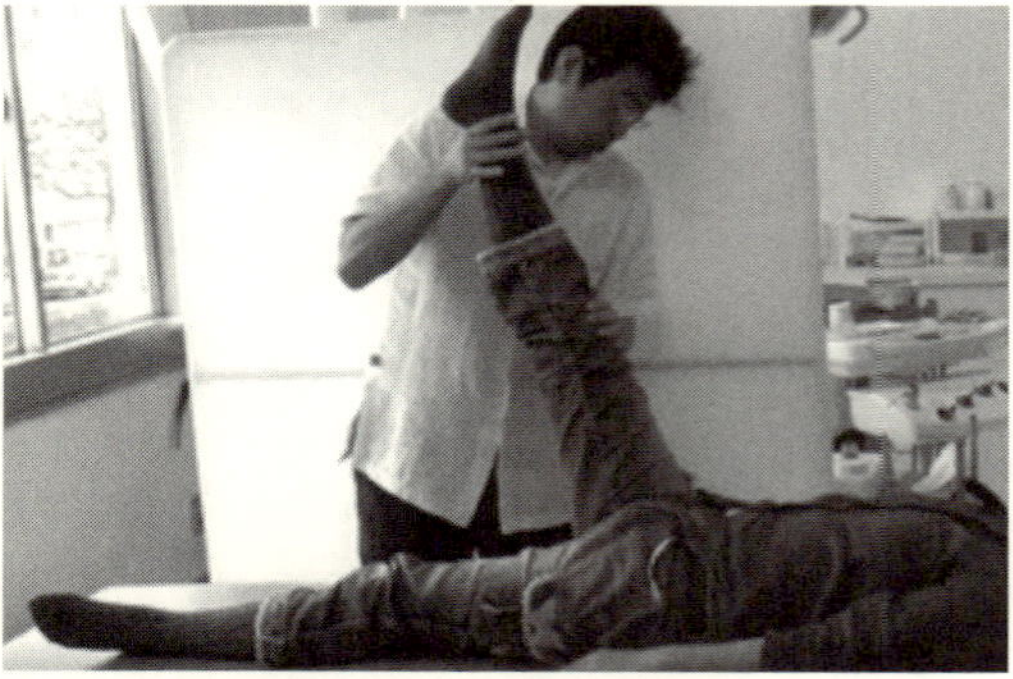

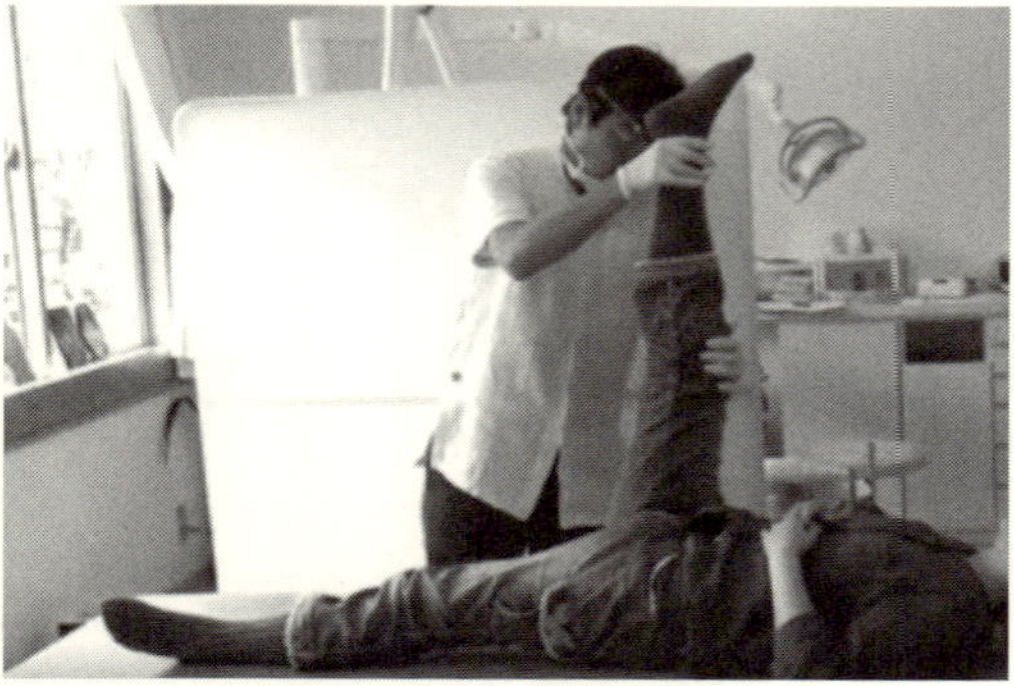

治療前（上）股関節の動きが悪かった。
治療後（下）股関節の可動域が広がり、動きがスムーズになった。

【症例21】50代女性・Iさん
長引く不良の原因は、有害な詰め物と電磁波にあった

◎症状

- 足元がふらつき、ちょっとした段差の上り下りも手で支えないと困難。
- 携帯電話を体に近づけると心臓が圧迫されて苦しい。
- 首の右側から右側頭部にかけて、締め付けられるような痛みもある。

◎治療

数カ月前から足元がふらつくようになり、歩行が難しくなってきたIさん。携帯電話を80センチほど体に近づけると、苦しくて仕方がないという訴えもありました。

乗り物に乗って隣の人が携帯電話を使うとその日は1日中調子が悪いことから、電磁波過敏症ではないかと推測できました。過去に治療した歯が何本かあり、その中の詰め物が携帯電話などの電磁波を集めている可能性があります。歯を1本ずつチェックすると、右

【症例21】

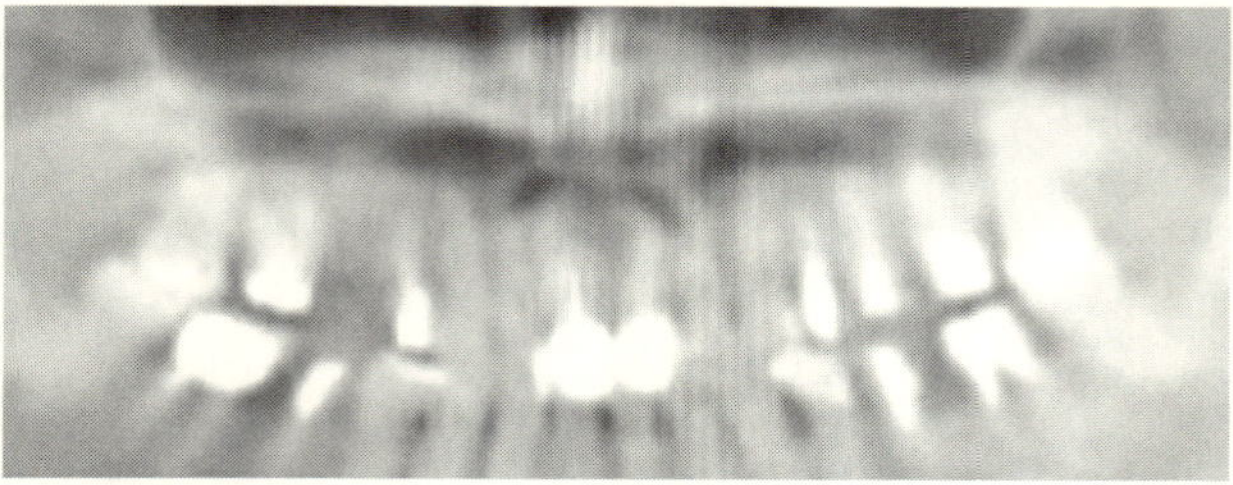

I さんの歯のレントゲン写真。過去に治療した部分が白く見える。

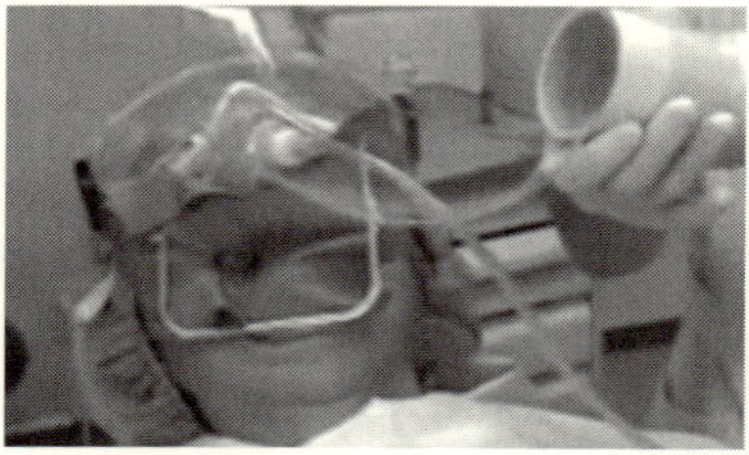

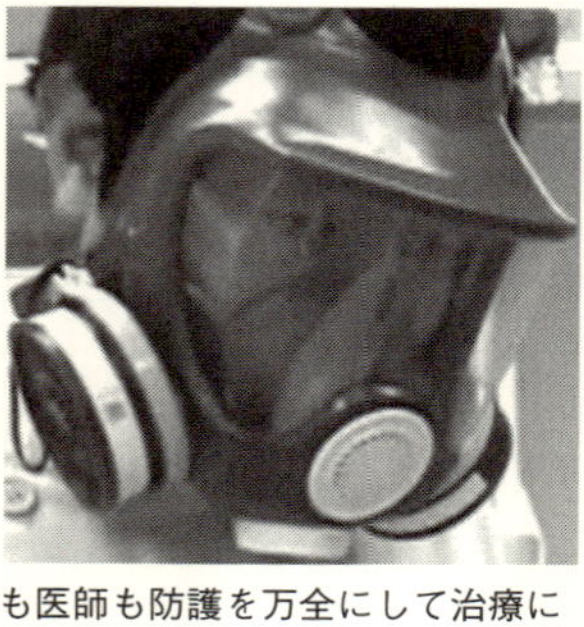

アマルガムの除去のために、患者さんも医師も防護を万全にして治療に当たる。

上の一番奥の歯の詰め物（アマルガム）が最も体に合っていないことが分かったためすぐに外すことになりました。

アマルガムの除去は命がけ。酸素マスクやゴーグルが必須となる

アマルガム使用は減ってはきていますが、法的に禁止されてはいません。しかし過去の治療でアマルガムが入れられている歯を、再治療するケースは多々あります。

ここで問題になるのが、除去する際に発生する水銀ガスです。アマルガム（水銀が約50%含まれている）が使われている場合、除去のために金属を削りますが、そのときに熱が発生します。水銀は熱によって気化し蒸発します。

つまり何の防御もしていなければ、患者さんも治療する歯科医や歯科衛生士も、有毒な水銀ガスを吸い込むことになってしまいます。

ですからアマルガムが含まれている可能性のある詰め物を除去する際には、【症例21】でも紹介していますが、万全の体制を整える必要があります。水銀除去専用のマスクやゴーグルをつけ、できるだけ皮膚が露出しないようにします。対象の歯には、その歯だけ

を露出させるゴム（ラバーダム）をつけ、アマルガムが口の中に流出するのを防ぎます。
また、気化した水銀を吸引するバキューム装置（口腔外バキュームと、口腔内バキュームを併用）も必ず使用します。患者さんには口で呼吸をせず、鼻カテーテルや酸素マスクを使って、鼻呼吸をしてもらいます。

アマルガムの恐ろしさを知る歯科医は多いはずなのに、防御をせず、一般の治療同様にアマルガムを外している歯科医院も多々ありますが、患者さんの体の中にはアマルガムの成分である水銀が少なからず入ってしまうと考えられ、非常に恐ろしい治療だと言わざるを得ません。

「amalgam removal」をキーワードに画像検索してみてください。世界中からアマルガム除去時の装備の画像が配信されています。

※参考（https://iaomt.org/for-patients/safe-amalgam-removal/）

こうしてIさんの歯からアマルガムを外すと、携帯電話を近づけても苦しくなることはなく、段差も難なく上り下りできるようになりました。アマルガムは我が国の法律では、毒物ですが現在も使用が禁止されていません。最近はあまり使用されていませんが、数十年前までは一般的に使用されていたので、口の中にアマルガムが入ったままの人は大勢いると考えられます。

長年使用していると、腐食によって溶け出し、摩擦で蒸気を発生させることもありますから、Iさんのように体の不調を訴える人は少なくありません。またこの症例のように、携帯電話などから発する有害電磁波を吸収する性質があるようです。

Iさんはこの後、他の詰め物や被せ物についても、体に合ったものに変更する治療を行い、とても元気になられました。

◎患者の声

なぜこんな体になってしまったのだろう……と、悲しく情けない気持ちでいっぱいでした。足はふらつくし、携帯電話やパソコンなどの電子機器がそばにあると苦しくて仕方なくて。首と右側頭部の痛みがあったので、何となく原因が歯にあるような気がして、藤井先生に相談したところ、詰め物に問題があったと分かり納得しました。

歯の治療は、体の一部に人工物を取り付けるのですから、材料の選び方には慎重にならなければいけないと思いました。

【症例21】

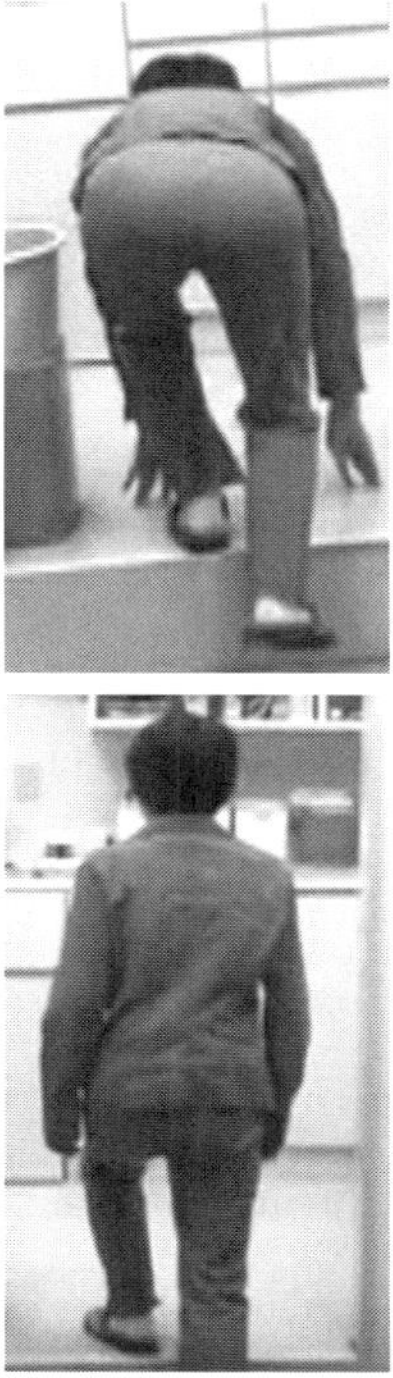

治療前（上）は足元がおぼつかず、わずかな段差も手をつかなければ上り下りできなかったが、治療後（下）は普通に歩き、段差も問題なく昇降できるようになった。

★医療ライターがレポート！　目からウロコの慢性痛治療④

内臓疾患も噛み合わせと体のバランスから見抜いてしまう

腰痛のための治療後、いったん食事休憩を取った。食事から戻り雑談をしていると、先生が銀色の小さな袋を持ってきた。

「Kさん、しばらくこの袋を、服の上からでいいので胃のあたりに貼っておいてください」

そう言うと袋の封を切り、セロハンテープで私の胸元に貼り付けた。何をされたのか分からないが、そのまま先生、Y編集者と私、3人でおしゃべりを続けていた。

3分ほど経つと胸のあたりが変な気分になってきた。大変失礼な話だが、げっぷが何度も出るし、食道のあたりがスースーする。しばらく我慢していたがどうにもたまらなくなり

「大変申し訳ないのですが、胸のあたりがスースーして、げっぷも出るのですが……」

と私が訴えると、先生は笑いながら
「良かった、良かった。Kさん胃腸の調子が悪いでしょう。その銀色の袋の中には、消化をよくする漢方薬が入っているのです。飲まなくても体の近くに置くだけで効果が出るのです。ただ量の調整が難しい。今は少し効きすぎているみたいですね」

と言うのだ。

45歳を過ぎた頃から、脂っこいものや化学調味料の入ったものが食べられなくなった。年齢のせいで消化が追いつかないのだろう。だがこの日は、クリニック近くの中華料理店でランチを食べた。揚げ物や炒め物が多かったので、胸やけを起こすのではと心の中では心配になっていたのだ。

ところが胸やけはまったく感じない。

「通常、げっぷは胃にたまったガスが放出されているのですが、腸内に悪玉菌がある場合にも出ます。たぶんKさんは、腸内環境が悪くなっているのだと思います。便秘気味のはずです」

そのとおりなのだが、なぜ先生は私の内臓の状態まで見抜いたのだろうか。

「先ほど口の中を見ていて、腸や代謝とつながる部分に問題があると感じました。噛み合わせと全身のバランスを診れば、内臓の弱っている部分も分かるのです」

ここまでくると、先生の理論が見えなくなってきてしまった。Y編集者も同じだったようで、唐突に先生に尋ねた。

「先生、何か特別な力を持っていますか？　超能力とか？」

もちろん先生は否定した。

「勉強すれば誰でも分かるようになります。ただ、そのためには口腔はもちろん、全身の骨格や内臓の病気のことも学ばないといけない」

なるほど。しかし漢方薬を飲まずに効果が出た理由はどこにあるのだろうか。

「たぶんKさんは、これまでも西洋医学の薬をいろいろと飲んできたでしょう？　腎臓が悲鳴を上げています。腎臓を休めるためにも薬はしばらく中断したほうがいい。実は良いものには波動があって、飲んだり注射で体内に入れなくても効き目はあります。薬を服用するといいますが、服として用いるということで、昔の東洋人は、薬は飲まなくても体に近づけるだけで効くと知っていたのではないでしょうか」

不思議過ぎて笑うしかなかった。

原因不明の関節異常は、インプラント治療が原因だった

「もう一つ、Kさんの体で気になることがあります。ヘバーデン結節ではないですか？」

ばれたか……。両手の小指の第一関節に小さな二つのコブができ、まっすぐ伸びなくなるヘバーデン結節を、私は2年前から発症しているのだ。痛みは強くないが、力が入りづらく、パソコンのキーボードのタッチがつらい日がある。

「見れば分かります。それも歯の治療で楽になりますよ。ちょっと来てください」

再び治療室へ。今度は左下の奥歯のあたりに原因がありそうだと先生。

ここで私は藤井先生に白旗を上げた。ヘバーデン結節の症状が出る数カ月前に、先生が指摘した左下奥歯に、私はインプラントを入れる手術をしていたのだ。先生に伝えると

「そういうことでしたか。今日はレントゲンを撮っていないので、気づきませんでした。恐らくインプラントの材質がKさんの体に合っていないのでしょう。体の中に金属を埋め込むわけですから、そこに電磁波が集まって、免疫異常やアレルギー疾患を起こすことは

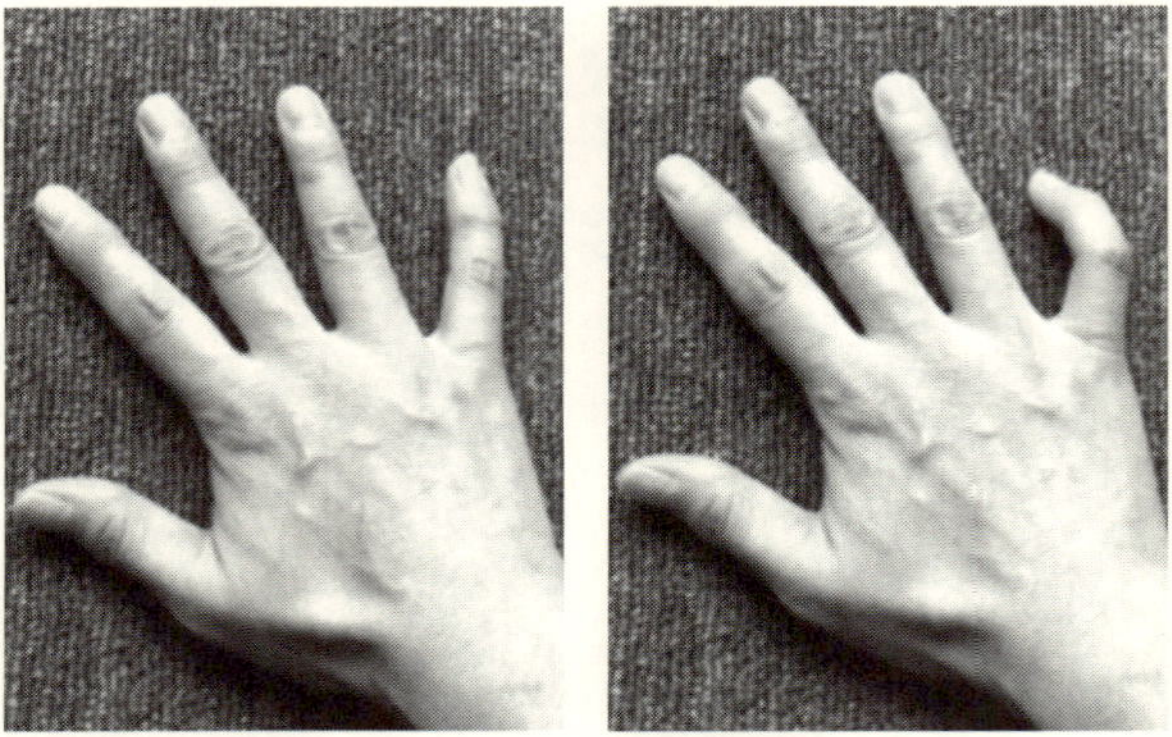

指を伸ばしているつもりでも小指だけ第一関節から曲がっていた（右）。
治療後、力を入れずに手を開くと自然に小指の関節が伸びた（左）。

十分考えられます。

ヘバーデン結節は原因が分からない病気の一つですが、噛み合わせや電磁波が関係しているケースは少なくないはずです」

そう説明されて、安易にインプラント治療を行ったことを悔やんだ。インプラントの周囲を少し削り、被せてある金属の表面を滑らかに整えてもらった。するとそれだけで、右手の小指がすっと伸びたのだ。どんなに力を入れても小指は曲がったままだったのに、自然に関節が伸びた印象である。

つっこんでお聞きしたいことが山のようにある。しかしまずは、自分の歯をすべて治療し直すことが先決だ。なぜなら今日の治療は、あくまでもその場しのぎなのだとか。人によっては1年くらい効果が続く人もいるようだが、たいていは1～2週間で元に戻ってしまうそうだ。

本格的に治療をするのであれば、患者さんに合った材料で過去の治療をやり直し、体のバランスを整える噛み合わせにしなければならない。私の場合、ブリッジもインプラントも外す必要がある。

さて、取材のための治療を終えて片付けをしていると、先生が小さくささやくように言った。

「Kさん、右の脳梗塞になる可能性がありそうなんですが……」

「?」

「O-リングテストで調べていくと、右の脳に何らかの病気が隠れているようです。いつ発症するかは私にも分かりませんが、十分気を付けてください」

最後の最後に先生から恐ろしい予言をいただいてしまった。藤井先生の治療は、この「予知性」のある診断が大きなポイントになっている。全身をくまなくチェックしていけば、もっと詳しく脳の状態も見えてくるそうだ。

先生、最後まで面倒を見てください。

仕方ない、最後にレポートの総まとめを。

「歯科治療は慢性痛どころか、全身のつらい症状を改善する可能性がある上に、将来起こり得る病気の予知もできる」

そう、報告しておこう。

おわりに

最後まで本書をお読みいただきありがとうございました。

思えば、私が歯と全身のつながりを強烈に感じたのは、大学院在学中に、噛み合わせを整え、劇的に成績を上げた陸上選手を目にしたときでした。それまでも、歯と全身がつながっていると感覚では気づいていましたが、具体性を持って実感したのは、そのときだったと思います。

その後も、私は噛み合わせに関してとても強いこだわりを持ち続けていました。虫歯や歯周病の治療をするだけでなく、噛み合わせも注視し、その上で全身の不調についても患者さんから聞き取るようにしていきました。

歯科医院には、子どもから高齢者まで幅広い年齢層の患者さんが来ますから、あらゆる病気や症状を持った人の口の中を毎日見てきたわけです。そうした中で噛み合わせを含めた歯科治療を施すことで、子どもの姿勢の矯正やアトピー性皮膚炎、若い女性の金属アレルギーや皮膚炎、高齢者の認知症やパーキンソン病など、多くの症状が改善されていく様子を目の当たりにする日々が続いたのです。

やがて私の中で「全身を歯科治療で治せる」という確信が生まれ、現在の「脳歯科」理論へと結びついていきました。

本書の中でも紹介したとおり、口腔は三叉神経というとても太い神経で脳とつながっています。そのため口の中の刺激は、脳機能に対する一つのスイッチになっていると考えられます。ですから噛み合わせの良くない部分を爪楊枝でこすったり、口の粘膜を触るだけでも、脳が反応して、体の痛みを取り去ったり、筋肉の動きをよくすることがあります。

実際、いくつかの大学や実業団のスポーツドクターとしてサポートもさせてもらっていますが、ある陸上チームでは、万年予選落ちの中距離選手に対し、レース直前に歯の刺激を行ったところ、タイムが数秒縮まり見事予選通過しましたし、キックボクシングの選手に専用のマウスピースを作りはめてもらったところ、パンチ力、キック力、背筋力などが格段にアップするといった結果も生んでいるのです。

※参考動画『マウスガード（マウスピース）による身体機能の違い』
(https://www.youtube.com/watch?v=Q4mi5EIuLnE)

それだけ口の中と全身は強い結びつきがあるというのに、医療の細分化が進み、全身を診る医師が激減しているのは恐ろしいことです。

高齢化が進む日本において、国民の健康を担うのは歯科医だと自負しています。慢性痛に限らず、不快な症状で悩む人がいれば、一人ずつ丁寧に治療をし、質の良い生活を送ってもらえるように、私自身努力を重ねていきたいと誓う次第です。加えて、この手法を広めていく必要性も強く感じています。

そのため私は日本のみならず、現在世界中で講演や研究発表を行っています。不思議なことに日本国内よりも、海外の医療従事者や研究者のほうが、私の治療を素直に受け止めてくれます。最近では世界の大学ランキング1位に輝いたオックスフォード大学で行われた国際会議に呼ばれ、学会発表を行ってきました。世界中の医療者や研究者が学会への参加を希望しても、簡単には受け入れてもらえない権威ある大学の学会ですから、注目度も高く、著名な博士もフランスから私の発表を聞きに来てくださったほどです。しかしながら、まだまだ治せない症状も多く、さらなる研究を積み重ねる所存です。

今後も私はできる限りこの治療法を世界に流布し、誰もが「脳歯科」の理論で、健康を取り戻せる時代がくることを心から祈っています。

最後になりましたが、私を信じて慢性痛などの治療を任せてくれる多くの患者さんと、脳歯科の理念に賛同して共に歩んでくれるスタッフ、そして歯科医科の先生方、治療家の先生方に心より感謝申し上げ、おわりの言葉とさせていただきます。

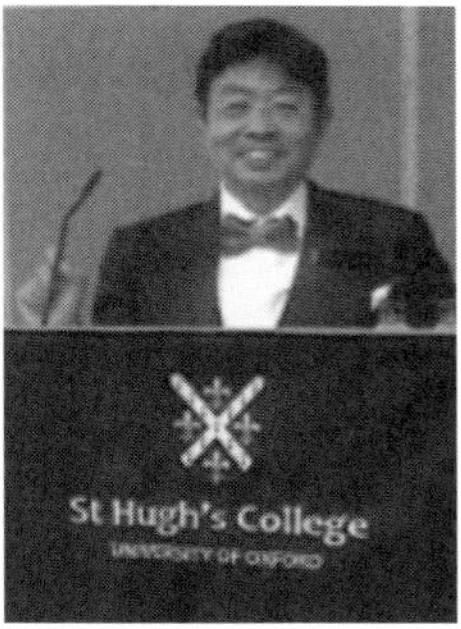

オックスフォード大学の
国際会議にて講演発表する
著者（2018年）

2019年3月

歯学博士　藤井　佳朗

Yoshiro Fujii, Orthodontic Treatment to Improve Hip Joint Mobility and Balance, The Journal of dentists, 2015,3, pages29-32.
DOI：10.12974/2311-8695. 2015. 03. 01. 5

Yoshiro Fujii, Dental Stimulation to the Buccal Mucous Membrane Causes Lumbago：A Report of Two Cases, Case Reports in Clinical Medicine, 2015, 4, pages289-296.
DOI：10.4236/crcm. 2015. 48058.

Yoshiro Fujii, Use of Dental Inlay for Treatment of Hip Joint Dysregulation：
A Case Report,Case Reports in Clinical Medicine, 2015, 4（11), pages 356-365.
DOI：10.4236/crcm. 2015. 411072

Yoshiro Fujii, Electromagnetic Waves Collected by a Dental Amalgam Filling Induced Balance Dysregulation and Dizziness over a Period Exceeding 10 Years, Open Journal of Stomatology, 2015, 5（10), pages235-242.
DOI：10.4236/ojst.2015.510029

Yoshiro Fujii, Electromagnetic waves and indirect effect：Don't you believe anything which isn't visible?（LAP LAMBERT Academic Publishing, 2015-05-18）
ISBN 978-3-659-69995-5

Yoshiro Fujii, Dental treatment for whole body health（LAP LAMBERT Academic Publishing,2015-06-26）
ISBN 978-3-659-74819-6

Yoshiro Fujii, Two Cases of Severe Dementia Showing Dramatic Improvement after Denture Placement, Advances in Alzheimer' s Disease, 2016, 5, pages46-52.
DOI：10.4236/aad.2016.52004

Yoshiro Fujii, Improvement of Systemic Symptoms after Dental Implant Removal, Open Journal of Stomatology, 2016,6（2), pages37-46.
DOI：10.4236/ojst.2016.62005

Yoshiro Fujii, Severe dermatitis might be caused by a cross-reaction between nickel and palladium and dental amalgam resolved following removal of dental restorations, Clinical Case Reports, 2017, 5：795–800.
DOI：10.1002/ccr3.938

Yoshiro Fujii,Hip Joint Pain Caused by Electromagnetic Waves Following an Operation for a Complex Humerus Fracture,Case Reports in Clinical Medicine, 2018,7（3), pages225-231.
DOI：10.4236/crcm.2018.73020

〈主な英語論文〉

Yoshiro Fujii, Correlation between Biocompatibility Test with the Usage of Sense of Equilibrium and Bi-Digital O-Ring Test. Acupuncture and Electro-Therapeutics research 2002;27 (3/4) : 289.

Yoshiro Fujii, The Phenomenon of Seeming Phantom Effect and Resonance Phenomenon in the Biocompatibility Test using Equilibrium. Acupuncture and Electro-Therapeutics research 2003;28 (3/4) : 231.

Yoshiro Fujii, The Dental Treatment that Used Environment of Electromagnetic Wave. Acupuncture and Electro-Therapeutics research 2007; 32 (3/4) : 291.

Yoshiro Fujii, The consideration of the Electromagnetic Wave in Dental Material Substitution. Acupuncture and Electro-Therapeutics research 2009;34 (1/2): 89.

Yoshiro Fujii, Bi-Digital O-Ring Test to spread widely. Acupuncture and Electro-Therapeutics research 2009;34 (3/4) : 227.

Yoshiro Fujii, The Necessity of Cooperation between Medical and Dentistry to Solve Some Difficult Medical Problems in the Future. Acupuncture and Electro-Therapeutics research 2010;35 (3/4) : 233.

Yoshiro Fujii, Do dental implants cause scoliosis? : A case report, Personalized Medicine Universe, Volume1, Issue1, 2012, pages79-80.
DOI : 10.1016/j.pmu.2012. 05. 012

Yoshiro Fujii, Sensation of Balance Dysregulation Caused/Aggravated by a Collection of Electromagnetic Waves in a Dental Implant, Open Journal of Antennas and Propagation, 2014, 2, 29-35.
DOI : 10.4236/ojapr. 2014. 23004.

Yoshiro Fujii, Sense of balance disorder caused by electromagnetic waves collected by a dental implant. Acupuncture and Electro-Therapeutics research 2014;39 (3/4) : 379.

Yoshiro Fujii, A Case of Non-Allergenic Intractable Dermatitis Likely Caused by Mercury in Dental Amalgams,The Journal of dentists, 2014, pages 63-66.
DOI : 10.12974/2311-8695. 2014. 02. 02.4

Yoshiro Fujii, Gold Alloy Dental Inlay for Preventing Involuntary Body Movements Caused by Electromagnetic Waves Emitted by a Cell Phone,Open Journal of Antennas and Propagation, 2014,2,37-43.
DOI : 10.4236/ojapr. 2014. 24005

Yoshiro Fujii,Dental Treatment for Dizziness and Joint Mobility Disorder Caused by Harmful Electromagnetic Waves, Open Journal of Antennas and Propagation,2015, 3,1-7.
DOI : 10.4236/ojapr.2015.31001

歯学博士　藤井 佳朗（ふじい よしろう）

新神戸歯科　院長

愛知学院大学歯学部卒業、初代学長・小出有三賞受賞、同大学大学院修了。国際鍼灸電気治療大学フェロー（F.I.C.A.E：Fellow of the international college of acupuncture and electro therapeutics）認定。２０００年、兵庫県神戸市にて歯科クリニック開業。多くの国際会議で基調講演や大会長を経験。２０１８年、オックスフォード大学（International health conference Oxford ２０１８）にて講演。同年、国際鍼灸電気治療大学准教授。日本医用歯科機器学会理事、生涯健康医学会理事。歯を治療することで全身に変化が現れる患者が多くいることをきっかけに、全身との関連性を考慮した歯科治療を実施。難治性といわれる患者の治癒を目指す。歯科治療を施すことで患者の脳機能を改善する「脳歯科」を提唱し、その重要性を伝える啓蒙活動を行っている。著書に『咬合のmagic―論より証拠』（デンタルダイヤモンド社）、『歯科からの逆襲』『歯科からの医療革命』『歯科からの電磁波対策』『帰ってきた歯科からの逆襲』（現代書林）、英語単行本に『Electromagnetic waves and indirect effect』『Dental treatment for whole body health』(LAP：Lambert Academic Publishing)などがある。

慢性痛を治したければ歯科に行きなさい

二〇一九年三月一日　第一刷発行

著　者　藤井佳朗
発行人　久保田貴幸
発行元　株式会社　幻冬舎メディアコンサルティング
〒一五一-〇〇五一　東京都渋谷区千駄ヶ谷四-九-七
電話〇三-五四一一-六四四〇（編集）
発売元　株式会社　幻冬舎
〒一五一-〇〇五一　東京都渋谷区千駄ヶ谷四-九-七
電話〇三-五四一一-六二二二（営業）
印刷・製本　シナノ書籍印刷株式会社
装　丁　株式会社　幻冬舎デザインプロ

検印廃止

Printed in Japan　ISBN978-4-344-91956-3　C0247
幻冬舎メディアコンサルティングＨＰ　http：//www.gentosha-mc.com/